嬰幼兒成長按摩
與芳療應用

施珮緹、邱娓慧　著

全華圖書股份有限公司

作者介紹

◆現職：

◎專任副教授級專業技術人員

◎任職弘光科技大學 化妝品應用系所

◆出版著作

瑞典式按摩 / 舞台表演上、下冊 / 一個專業按摩師必須知道的事美體按摩與保健 / 美姿美儀 / 美容乙級技術士技能檢定學術科突破 / 新娘創意造型 / 家政概論 II 美容美髮篇

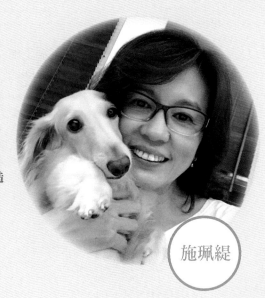

施珮緹

◆專業證照

◎瑞典式按摩亞洲講師

◎瑞典式按摩證書

◎國際保健美甲師乙級評審

◎國際保健美甲師乙級

◎美容 (乙級) 證書

◎國際禮儀接待員乙級能力證明

◎ OMC 台灣總會國際技能競賽裁判證書

◎澳洲皇家 RAFA 全階證書

◎澳洲皇家 RAFA 國際亞洲講師證照

◎澳洲皇家 RAFA 芳療高階證書

◎澳洲皇家 RAFA 亞洲講師證照

◎澳洲皇家 RAFA 初階芳療

◆得獎紀錄

◎冠軍 /2017 年台灣世界盃髮型美容美睫美甲紋繡比賽 世界熱熔膠飾品靜態組

◎第二名 / 澳洲 RAFA 芳療講師 亞洲種子師資培訓

◎第一名 / 澳洲 RAFA 瑞典式按摩 亞洲種子師資培訓

◎冠軍 /2015 年第三屆國際盃美容美髮大賽 LOMI LOMI BODY MASSAGE 國際組

◎冠軍 /2014 年台灣國際美容藝術大賽國際芳療 SPA 整體保養組

◎金牌 /2014 年第十四屆 IBU 國際美容競賽暨博覽會 國際組彩妝設計圖

◎金牌 /2014 年第十四屆 IBU 國際美容競賽暨博覽會 彩妝設計圖 / 韓國社會組

◎金牌 /2014 年第十四屆 IBU 國際美容競賽暨博覽會 保養按摩 / 運動按摩

◎金牌 /2013 年 IBU 國際美容美髮美體競技交流比賽大會 Evening Make Up

◎金牌 /2013 年 IBU 國際美容美髮美體競技交流比賽大會 Body SPA

◎金牌 /2013 年 IBU 國際美容美髮美體競技交流比賽大會 Facial SPA

◆學歷：

　　◎大葉大學藥用植物保健學系碩士畢
　　◎日本 MANO 眞野學院美容美體進修

◆現職：

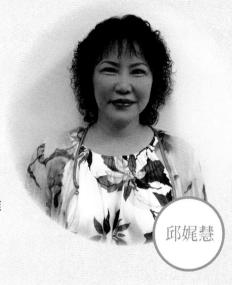

邱娓慧

　　◎女人一生國際化妝品有限公司教育總監
　　◎澳洲 UACA 芳療聯合會亞洲區執行長
　　◎芳療證照亞洲區監評考試委員
　　◎ RAFA 澳洲國際芳療師亞洲總講師
　　◎中華 RCPA 國際早教研究學會嬰幼童按摩推
　　　廣主委
　　◎勞動部美容乙丙級監評委員
　　◎澳洲 IAMNT 亞洲嬰幼童成長按摩總講師
　　◎國際 UACA 亞洲 0-3 育嬰按摩總講師

◆研究專長：

　　◎芳香療法精油與自律神經的關係
　　◎兒童諮商與嬰幼童成長痛緩和與按摩
　　◎親子按摩與身心靈的關係

◆經歷：

◎澳洲母嬰按摩亞洲總講師 7 年經歷
◎澳洲芳療照護亞洲總講師 10 年經歷
◎中華 RCPA 國際早教研究學會嬰幼
　童按摩推廣主委
◎中華早教學會 0 到 3 歲親子按摩研
　發長
◎ RAFA 澳洲國際芳療師亞洲總講師
　10 年經歷

◎澳洲 IAMNT 亞洲區嬰兒成長按摩總講
　師 6 年
◎國際 UACA 亞洲區嬰幼兒成長按摩總講
　師 3 年
◎台中世貿職訓 OTC 講師
◎大葉大學推廣教育講師
◎教育部 (家事類) 部定講師
◎亞太技術學院專技講師八年
◎勞動部乙級監評 25 年經歷

作者序言

序言一

一位好母親抵得上一百個教師

—喬治・赫伯特（英國詩人）

17 年前，開始擔任『媽媽』這個角色，也才開始學習如何演繹這個角色的所有課題，直到今天，真心認為，還無法達到『好』媽媽的標準呀！

過去，剛陪伴孩子成長時，還沒有接觸嬰幼兒成長按摩領域，只憑藉著身為母親的情感，擁抱或輕撫孩子，肢體的接觸自然地培養親子關係，而沒有系統、科學性的，運用專業的按摩手法，幫助孩子生理及心理的發展。身為一位美容保健教育的教師，實在是需要檢討；也因此，決定出版本書，將嬰幼兒成長按摩的理論、操作手法系統性的說明，推廣給所有正在陪伴孩子成長的家長們，一個專業又容易學習的教材書。

擁抱是愛的本能，撫摸是珍惜的表現。

希望藉由此書能夠告訴現在的爸爸媽媽如何好好的愛你們的寶貝，藉由這樣的親子按摩互動，成就一個有愛家庭，互相信任的親子關係進而讓我們的社會更溫馨更美好。

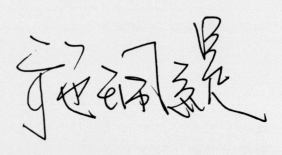

序言二

　　一個孩子的新生，是人類生命中最重要也最脆弱的階段，對父母而言，陪伴孩子成長，更是獨一無二且無法重來的美好時光。

　　因此，父母總是想讓孩子擁有最美好的生命開端，父母雙手對孩子的撫觸，除了是滿滿的疼惜愛意之外，也是幫助孩子潛能發展的正向刺激，而正確的按摩手法，更是促進孩子健康的方法之一。

　　對我來說，40歲時寶貝女兒的誕生，就如同重溫自己兒時的感覺，懷胎九月的過程中，女兒的每一點動靜都牽動著我敏銳的觸覺神經，直到見面的那一秒，當我伸出手擁入懷中，親吻著女兒的那種真實感和滿足感，讓我真實的感覺到我的生命因為有了女兒而昇華，生命更加完整，無時無刻都想和她膩在一起，觸摸她柔軟溫暖的小身體，直覺的反射將雙手在他的背部撫摸著安慰著這是母親的本能反應啊。

　　懷著這樣的感動，運用個人美體保健的知識，開始幫女兒全身撫觸按摩，從呢喃兒語的嬰兒時期開始，在成長的過程中經歷的成長痛時期，都是搭配精油，來對女兒進行撫觸按摩，這也一直是母女之間重要的親密時光。現在，女兒將昂揚高飛前往墨西哥留學了。

　　2007年，決定將這樣經驗加以推廣，於是，在北京舉辦一場『嬰幼兒成長按摩合格講師培訓營』，2008年，也辦理了全台灣幼教與育嬰中心師資培訓，幫助托育機構的老師們，共同推廣嬰幼兒按摩的正確觀念，讓更多親子們能培養更密不可分的連結和互動。

　　這一本書的出版，表現出嬰兒按摩最核心的價值—「珍愛」。最後感謝對嬰兒成長按摩與芳療認同的媽媽們與育嬰中心的老師們對孩子們的「珍愛」。

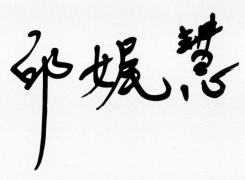

本書目錄

壹、按摩概述

Massage（按摩）起源一說，源於拉丁文字根 massa，意指觸摸、擠壓、推揉、指揉、按與輕撫的意思。無論是傳統經典按摩還是現代按摩都是一種「多感官之旅」，是追求身心靈富足、寧靜、快感的一段奇幻之旅，持續不斷的演進，讓按摩無論是在東、西方國家，都成為廣被推崇的生活藝術。

按摩是源遠流長的智慧傳承，也是歷經千百年來的結晶，至今依然閃爍光芒生生不息。

貳、按摩的歷史

追溯世界各地的歷史紀錄，按摩，都各自找到很早期就存在的證據，顯示人類早就認同按摩對身體的益處，隨著科學進步及普及，按摩也更為科學及系統化，成為促進人類身心靈健康的重要存在。

一、印度

目前被認為是公元前 3000 年左右（甚至更早），開始有按摩的形式，從印度開始出現。

原因在於古印度時期的「阿育吠陀」文字紀錄之前（公元前 1500 年至 500 年之間），早已歷經幾個世代口耳傳承。

內容中認為，當人與環境無法和諧相處時，就會有疾病的發生；而當人通過重建與周圍世界的和諧來恢復心理和身體的平衡之後，身體就可以開始自然痊癒。

阿育吠陀中所記載的護理手段，包括飲食和草藥、芳香療法、色彩療法、聲音療法和觸摸療法，成為按摩重要的理論依據。

二、埃及與中國

最早的按摩療法書面記錄在埃及和中國被發現。

目前所發現公元前 2500 年左右的埃及古墓圖畫中，紀錄了人對人在手與腳施加壓力的行為，表示當時的人們已經認同對於身體某些特定點或反射區施加壓力會產生幫助，由此可知，埃及在這個時期已將按摩視為治療調理健身的方法之一。

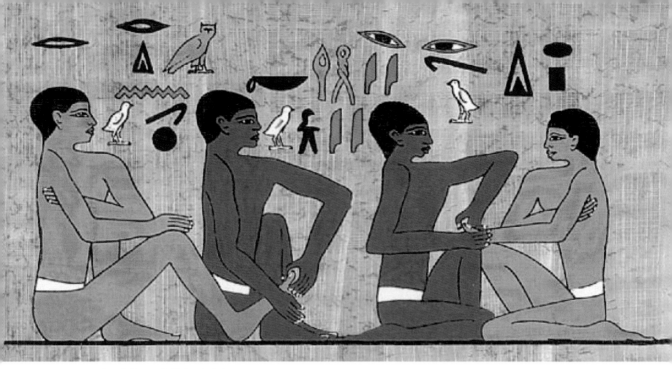

圖 1. 埃及古墓發現的按摩圖像紀錄

　　而在中國，記錄按摩在醫療效益的文本，可以追溯到公元前 2700 年左右。中國傳統的按摩療法是由中醫，武術，佛教徒和道士的綜合專業知識和方法發展而來，認爲「觸摸」對於身體訓練非常重要，對一般人則有放鬆效果。

　　中國的按摩發展，起源於因爲「經絡」的能量缺乏或不平衡所造成之身體問題，爲了治療而產生的原理。通過在身體進行推拿、針灸等技術的運用，再輔助以草藥，飲食和運動方式來補充治療，使能量更和諧地流動，讓身體自然癒合。

　　公元前 1000 年前，在中國學習的日本僧侶把這些療法的技術帶回日本，逐步發展了指壓按摩。

三、希臘與羅馬

　　古希臘著名的「醫學之父」希波克拉底，認爲「摩擦 (friction)」可以治療身體傷害，他提倡按摩、適當的飲食、運動、休息、新鮮空氣和音樂的配合，可以幫助身體恢復健康的狀態。

　　而當時的運動員在比賽前會使用按摩來保持身體處於最佳狀態。當時的醫生也會運用藥草、油，結合按摩技術來治療許多疾病，逐漸地，希臘女性意識到這些芳香油的益處，開始運用來作爲皮膚的美容護理，使得按摩不再侷限於醫療行爲。

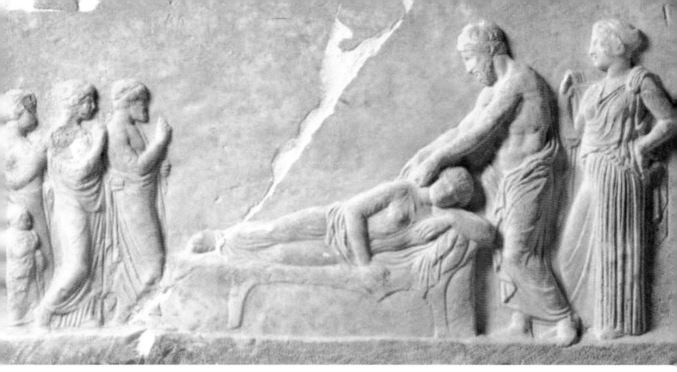

圖 2. 希臘石壁按摩圖像紀錄

　　羅馬，則是在公元前一世紀，宮廷醫師開始遵循希波克拉底的理論，使用按摩療法來治療皇室成員不同類型的身體傷害和疾病。

　　按摩療法開始風靡於羅馬社會，是因為結合了當時的浴場 SPA 文化，往來的各國貿易商旅都會聚集於浴場休息並享受按摩服務，有效地讓疲憊的身體得到紓解，進而揚名於世。

四、歐洲認可按摩的治療能力

　　直到大約西元 1600 年時，按摩療法在西方的普及和實踐都有所下降。醫學技術和藥理學的科學突破，改變了人類對醫學的觀念，手動治療方法不再是主流。

　　西元 1600 至 1800 年間，因為許多醫生和科學家的觀察，紀錄與推廣了按摩的益處，直到 19 世紀才取得了一些進展。

　　在 19 世紀早期，瑞典醫生 Per Henrik Ling 開發了瑞典體操運動系統。該系統將按摩與醫療體操和生理學相結合。技術包括推撫、揉捏、摩擦、拍擊及伸展等，這套論述及技術受到了推崇，被認為是「瑞典式按摩」的起始。直到今日，瑞典式按摩成為西半球最常見的按摩方式之一。西元 1930 年代，歐洲 Emile Vodder 醫生發現人體的淋巴系統，並運用一些手法，可以幫助腫大的淋巴結消腫，緩減甚至治癒某些病症，「徒手淋巴引流」技術得以開始推廣，也在按摩領域裡被運用，讓按摩對人類身體的幫助更具科學性。

9

參、嬰幼兒成長按摩

在西方文化中，對嬰兒施予按摩的情境，常是在新生兒病房中發生，目的是幫助對觸覺刺激有限的早產兒，增加感官刺激，隨著受到越來越多媽媽們的注意而聲名大噪。許多國家的早療機構也都開始參與推廣，造福更多的父母與嬰幼兒。

嬰幼兒成長按摩手法已在全世界風靡，成為新手媽媽透過按摩成為親子間的溝通交流方式，西方國家的嬰幼兒按摩運用越來越普及，支持其使用效益的科學證據研究數據也正在不斷的增加。

本書在按摩手法的設計，結合了瑞典式按摩與徒手淋巴引流的觀念與手法，強調以輕撫為基礎，運用按摩手法，安撫嬰幼兒緩解成長時的不適、減少哭鬧，藉由適當的皮膚刺激，讓嬰幼兒的身體達到成長的協同性，強化免疫系統的健康成長。

一、嬰兒成長按摩的起源

嬰幼兒按摩（Infant massage），是一種對初生嬰兒施以輕撫按摩的保健手法。

最早的歷史，可追溯到古印度時期的阿育吠陀醫學紀錄，其中有提到嬰兒按摩的方法。而中國在清朝時期，也鼓勵嬰兒按摩（或稱「小兒推拿」）。至今，對嬰幼兒進行日常按摩，仍受到眾多地區的父母認同，是有利於嬰幼兒的，包括增進親子關係、強化運動與手足肢體協調、幫助腸胃的消化運動、提升免疫系統等等，另外，在按摩的過程中，父母還可以提早觀察到嬰幼兒的身體狀況，及早發現罹患疾病的早期徵兆。

現代醫學所定義的「嬰幼兒按摩」，是一種對嬰兒進行按摩治療的替代療法，相關研究中發現，對於早產兒和出生體重過低的嬰兒，施予按摩可以增加體重、增加骨密度、減少皮質醇的效果、提高嬰兒認知和運動能力，可有效縮短住院時間，使得嬰幼兒按摩在醫院中的使用逐漸普及。而其他研究，也提出對足月嬰兒進行的按摩對嬰兒和父母都非常有益，可以作為父母與嬰幼兒建立密切關係的方法。

二、嬰幼兒成長按摩的益處

從各項研究和臨床經驗中，嬰幼兒按摩的施行有非常多的優點，整理後，透過對嬰幼兒進行按摩的過程，有以下益處：

1. 舒緩：按摩可以舒緩因長牙、消化不好、脹氣和腸絞痛和情緒壓力所產生的不舒服
2. 連結－父母與嬰幼兒有更親密的互動，協助培養親子連結
3. 刺激－肌膚的刺激，可透過按摩刺激生理系統，加速頭腦／神經系統的發展及刺激循環和腸胃系統
4. 增進－幫助增進感官覺醒
5. 放鬆－在有壓力時，幫助嬰幼兒放鬆、維持穩定，可以形成壓力釋放的模式
6. 傾聽－幫助嬰幼兒能被傾聽
7. 提昇－提昇父母與嬰幼兒關係的同時，嬰幼兒也增加被關注的時間
8. 反饋－父母也在過程中獲得滿足與自信

最有價值的，是這些益處的效應可以持續許久，隨著孩子的成長，這樣親子互惠的過程，除了實質性的緩和嬰幼兒因成長過程產生的不同疼痛之外，雙方所建立的親密關係，才是最重要的收獲。

肆、嬰幼兒的生理發展

所謂生理發展就是「身體發展生理運作的原理」，如果能多了解嬰幼兒的身體基本的機能與構造，當這些機能發生異常成長的訊息，就能盡快的得到覺察，有利進一步了解異常發生的原因，若能預防或透過治療手段解除異常狀態，就能維持和培育健康的身體。

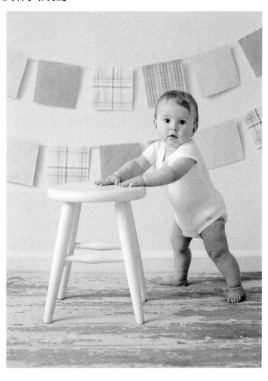

父母在進行日常嬰幼兒按摩時，可以藉由直接接觸他們的身體，進行觀察嬰幼兒的身體發展與狀態，掌握嬰幼兒的生理綜合成長表現。

一、成長指標

　　嬰幼兒的生理發展，衛生福利部國民健康署提供兩項基本的成長評量指標：

　1. 身體的發展，也稱生長曲線，包括頭圍、身高和體重的評量。
　2. 身體的控制能力，可稱動作發展，包含粗、細動作與身體機能 (功能) 的提高。

　　身體的成長和控制能力的發展，實際上是相輔相成的結果，雖無法分出明顯的界線，但仍可以透過每個成長階段的變化，來了解嬰幼兒們的生理綜合發展。

（一）身體的發展

　　評估嬰幼兒的身體成長狀況，可分為體重、身高、頭圍三項，依據衛生福利部國民健康署公布的「兒童生長曲線圖」，可以了解嬰幼兒的生長情形。

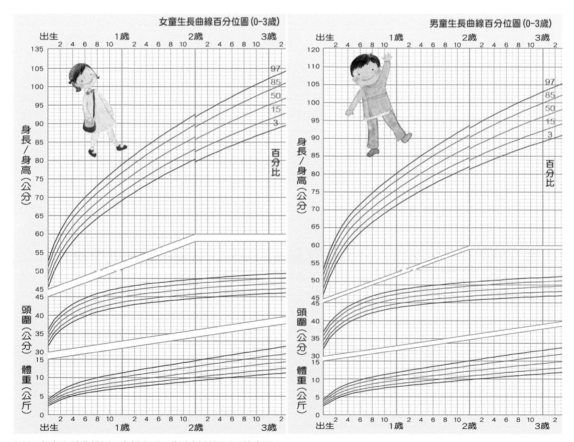

圖 3. 兒童生長曲線圖 (資料來源：衛生福利部國民健康署)

評估方式是男女有別的，男孩及女孩的身長（高）、體重與頭圍等依年齡會各有差異，「衛生福利部國民健康署」針對 0~7 歲嬰幼兒，依性別及年齡階段，製作一系列的生長曲線量表，提供一個標準的評量基準。

1. 體重

體重可以反應嬰幼兒的營養狀況，這也是觀察身體健康狀況最容易看到的指標。

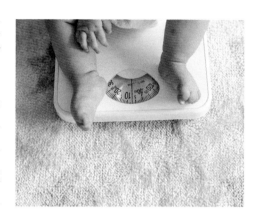

95% 的足月新生兒體重在 2.5 ～ 4.0公斤，而男嬰平均體重會比女嬰來得重一些。通常嬰兒滿月的體重比出生時多 1 公斤，4 個月大時為出生時的兩倍，滿 1 歲則為出生時的 3 倍，2 歲約 12 公斤，之後大約每年增加 2 ～ 3 公斤。

2. 身高

身高的變化，可以觀察嬰幼兒的骨骼發育。

一般而言，95% 的足月新生兒身高在 45 至 55 公分之間。出生起到滿 6 個月，平均每個月會長 2.5 公分，第 7 個月起到 1 歲，每個月平均長 1.3 公分，整體而言，滿 1 歲的身高約為出生時的 1.5 倍，之後身高成長速度會變慢，但每年仍有一定的成長空間。

3. 頭圍

頭圍的變化，可以觀察嬰幼兒腦部的健康。

足月的新生兒頭圍約 33 ～ 35 公分，2 歲前，嬰幼兒的腦神經仍在發展，但以第一年的成長速度最快，3 歲時的腦容量已達成人大小。若頭圍大於 97 個百分位或小於 3 個百分位是有意義的異常，就需要積極就醫檢查。

（二）動作的發展

嬰幼兒的動作發展，是透過感覺訊息和身體運作不斷地互動和協調，從簡單的指令開始讓身體反應去完成一項簡單的目標，逐漸發展成較高層次目標的複雜動作，6 個月前的嬰兒，對外界刺激所表現的各種行為模式，多半是受了「原始反射」的影響，而 6 個月以後的動作，逐漸轉變為自我意識的行為。因此，可以觀察嬰幼兒的大腦對於肌肉動作的控制能力。

1. 粗動作

嬰幼兒開始的較大動作發展，主要指四肢軀幹的活動與穩定度，由身體的「大肌肉」主宰的動作，舉例來說，從一開始的頭頸控制、翻身，再到之後懂得坐、站、跑、跳、走等皆屬於粗動作的範圍。

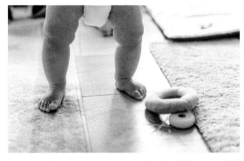

2. 細動作

由手、眼負責的「精細」動作，係指雙手細部動作的操弄和視動協調（視動協調即為依視覺調整動作的一種能力），包括堆積木、拿筆、翻書、串珠珠、摺紙、捏黏土、握筷子等稱為「小肌肉」的運作活動。

每個階段嬰幼兒可以完成的項目不同，因此，可以用來評估是否有達到正常成長的指標。

二、生理系統與機能發展

（一）骨骼與肌肉系統

骨骼與肌肉系統，是形塑一個人的外形基礎。而骨骼系統和肌肉系統關係密切、彼此協調，方能完成日常生活和體育活動中，需要達成的各種不同動作。

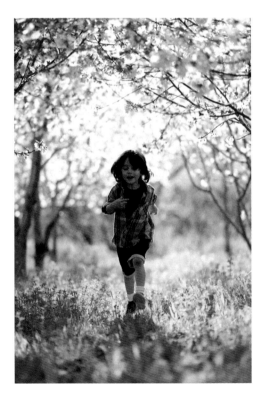

骨骼系統可依所在位置分為中軸骨（axial skeleton）及四肢骨（appendicular skeleton），中軸骨包括顱骨、椎骨、肋骨和胸骨；四肢骨分為上肢骨和下肢骨，一般而言，新生兒的骨骼數超過 300 個，隨著成長產生變化，到成人時候，骨骼數約 206 個。

此外，骨骼的成份也會隨成長變化，嬰幼兒的骨骼韌性及可塑性大。雖然不易骨折，但卻容易彎曲變形，應特別注意保持良好的姿勢

人體有三種不同的肌肉：骨骼肌（skeletal muscle）、平滑肌（smooth muscle）和心臟肌（cardiac muscle），這些肌肉有 4 個共通點：

1. 延伸性：有伸展、延長的能力。
2. 伸縮性：當外在拉力移除後，可以回復原來的長度。
3. 興奮性：可以被激發或對刺激物作出回應。
4. 收縮性：有繃緊、施加張力的能力。

然而，每種肌肉的收縮機制雖然相同，但收縮的速度、可持續的時間、目的等卻有很大的差異。每一種肌肉都有特定的結構和功能去應對要擔當的任務。

適量而有韻律的壓迫按摩也可促成生長，因此，對嬰幼兒施以恰當的按摩手法，是有機會促成其骨骼與肌肉的健康成長。

（二）神經系統

神經系統，是柱狀的纖維束，由腦或脊髓開始延伸到身體的各個部位。早在古埃及人、希臘人及羅馬人就已發現人體神經系統的存在，但其內在構造一直到了顯微鏡發明後，才真正被人類所了解。

人體的神經系統包括腦、脊髓和神經所組成，整個神經系統大約只佔人體體重 3%，但卻是人體最為複雜的系統。

神經系統一般被分為 2 個部分：

1. 中樞神經系統：

由腦和脊髓組成。而腦又包含：大腦、小腦和腦幹。主導身體各器官間的協調，以及身體與外在環境間的協調。

2. 周圍神經系統：

包括腦神經（12 對）和脊神經（31 對）。

腦神經分布於頭部、肩部及內臟；脊神經，則分布於軀幹、四肢及內臟。主要的作用有兩個方向，一是主導不同部位的感覺傳入，將所接受的感覺訊息傳入到腦部。例如：視覺、聽覺、嗅覺、味覺、面部、皮膚的感覺（觸、壓、冷、熱、痛）、內臟的感覺等等；二是腦部命令傳遞的反應，當腦部的下達命令，傳遞到指定部位作出正確的反應，例如：舌、眼球、面部肌肉、咀嚼肌、四肢肌肉、軀幹肌肉、內臟肌肉等的運動。

一般而言，神經系統的發展以腦部的發展為主，對於嬰幼兒來說，頭部外觀及頭圍大小，是基本的評量方式。此外，原始反射動作的測試，也是在嬰幼兒時期很重要的評估神經功能方法。原因在於，大部份的原始反射動作，出生之前就已經存在，到出生時已經發育良好，有些則在出生幾個月才發育表現出來。有些反射動作會在出生幾個月後逐漸消失，若是該出現而未見到，或是該消失而持續存在，就代表神經系統可能有問題存在。

　　醫學上，有幾項原始反射動作可作為觀察嬰幼兒神經系統發展狀況：

　1. 吸吮反射

　　當手指伸入嬰兒口中，嬰兒立即自然有吸吮的動作產生。出生時此反射動作已充分發育，乃是嬰兒維持生存獲取營養所需的基本能力。

　2. 尋根反射

　　接觸嬰兒之面頰，頭部會自動轉過來，張口想吸吮並尋找接觸物。出生時應已有此反射，三、四個月左右，清醒時此反射就逐漸消失，七、八個月後，熟睡時會越來越不明顯。

　3. 踏步反射

　　抱直嬰兒讓其腳底接觸平地或桌面，腿就自動彎起又踏下，好像走路的動作，而這樣的反射動作約四至六個月會淡出，約七至八個月左右會消失，否則會造成嬰兒學站立或學走步時，變成學習障礙。

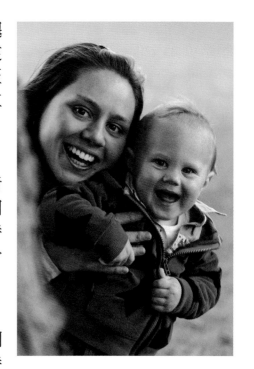

　4. 非稱性頸部張力反射

　　將頭轉向一側，則同側的手腳伸張，對側的手腳則會彎曲。通常在出生一個月較明顯，三個月後開始逐漸消失，六、七個月時若仍存在，則代表有運動障礙，會阻礙翻身動作。

　5. 抓握反射

　　當手掌受刺激時會自然握住，腳掌受刺激時腳趾會向下彎。手掌的反射在三個月時消失，腳掌在八個月時消失。

6.驚嚇反射

抱持斜立的嬰兒，若突然讓頭往後方落下，或是嬰兒突然受到大聲音的刺激，其兩手臂會先伸張，手掌也張開，然後手臂彎曲成擁抱狀，手掌也握起拳頭，整個人像嚇了一大跳的樣子。此反射出生時已有，三至四個月時消失。若兩手臂不對稱伸張，代表較不打開的那一側手臂運動有問題。

人類和其他動物一樣，對於體內和體外的環境變化以及壓力，需要一個調節器官來與其緊密聯繫，保持穩定的狀態（恆定性），神經系統和內分泌系統就扮演了非常重要的角色。藉由複雜的神經纖維和其他細胞組織連結這兩個神經系統，人類才能夠因應外界的環境變化而產生適當的身體反應，並且有思考、記憶、情緒變化的能力。

（三）呼吸系統

呼吸系統，主要由鼻腔、咽、喉、氣管與支氣管、肺部所組成，嬰幼兒因器官發展尚不及成人般成熟，有以下特徵：

1.鼻腔

幼兒鼻腔相對較小，且鼻道狹窄，又沒有鼻毛，鼻黏膜比較柔軟，毛細血管豐富，在鼻中隔的前下部有很豐富的血管網，所以很容易受到病原體的侵犯而得到感染。一旦感染，容易引起扁桃腺發炎、喉炎、咽炎等。

2.咽

咽部有連通到中耳的耳咽管開口，耳咽管左右各一條，嬰幼兒的耳咽管則比較短、粗、平直，幾乎成水平狀態。因此，細菌較容易經由耳咽管傳到中耳，而引發中耳炎。

3.喉

嬰幼兒的喉部較成人窄小，聲帶及黏膜較柔軟，含有較多的血管和淋巴組織，而幼兒的聲調比成人尖銳，則是因為幼兒聲門較窄短，聲帶較短薄，聲門的肌肉也較為嬌嫩，容易疲勞。

4.氣管、支氣管

嬰幼兒的氣管和支氣管比成人的狹窄，管壁和軟骨較柔軟，而且彈性組織較少；黏膜雖然分布較多血管，但分泌的黏液較少因而比較乾燥；管壁黏膜上纖毛的運動功能也不如成人。所以侵入的病原體較無法有效的被排除，因此，比較容易造成感染。

5. 肺

嬰幼兒肺中的彈性纖維發育得較不好，間質組織也較多，毛細血管是其中比較發達的，而肺泡數目較少，所以肺泡的整個容積相對地比成人少。呼吸的換氣量較少，所以整個肺臟的含血量較多，但充氣量較少，又缺乏彈性纖維，這些特點使得肺部容易被病原體侵犯而比較會發生肺部的感染。

綜合以上所述，嬰幼兒的呼吸系統因尚未發展成熟，脆弱且易受感染，除了從呼吸的狀況、是否有異音等進行觀察之外，營造一個良好的環境品質，也有利於減少嬰幼兒呼吸系統受到感染的機會。

(四) 循環系統

循環系統是由血液、心臟、血管與淋巴系統所構成。其功能是供給人體各組織器官所必需的氧氣和營養物質，並把各器官所產生的二氧化碳和代謝廢物輸送到有關臟器排出體外。

嬰幼兒循環系統有以下特徵：

1. 新生兒的心臟重量為 20~25 克，占體重的 0.7%，而成人只占 0.5%，一般而言，嬰幼兒的心臟佔身體的比例大於成人，直到青春期，才會接近成人。

2. 血液量與體重的比例大於成年人，如在新生兒約占體重的 15%，1 歲兒童則占 11%，14 歲者占 9%，而成人僅占 7%~8%。

3. 嬰幼兒的動、靜脈內徑比較為平均，約為 1：1，而成人則是 1：2，此外，嬰幼兒期毛細血管也較粗，尤其是肺、腎、腸和皮膚的毛細血管，有利重要臟器血液的供應，因此，嬰幼兒的新陳代謝功能也較好。

4. 心血管受精神狀態和情緒的影響較成人明顯。受外界影響的恐懼、焦慮、過度緊張等都會影響心血管的變化。

5. 嬰幼兒的心臟搏動力小、血管口徑較大、動脈壁較軟，故嬰幼兒的血壓較成人低，且年齡越小血壓會越低。

此外，淋巴系統亦是人體循環系統中的一部份，是由淋巴、淋巴管與淋巴結所組成。主要作用是回收剩餘的體液以調控體內環境的平衡。主要有三種主要功能：

1. 引流組織液，淋巴液，和靜脈溝通。

2.吸收脂肪：在腸道黏膜的小淋巴管負責吸收脂肪和脂溶性物質（如一些維生素），成爲所謂的乳糜，這些營養經由淋巴系統進入血液。

3.防衛機制：淋巴系統負責後天免疫（Adaptive immunity），血液中的血漿從血管壁較薄的微血管流出，形成組織液，部分會流回血管。

在嬰兒時期，約有 57% 的嬰兒可以摸到淋巴結，最常摸到的是枕骨後及頸部淋巴腺，觸感有彈性，像花生米樣的顆粒，大小約 1 到 1.5 公分左右。隨著嬰幼兒的日漸長大，暴露於環境中各種抗原，這些淋巴組織會穩定地慢慢增大到青春期，隨後就會自行減小及消失；所以成人的淋巴腺比較不容易摸得到。

在進行按摩的過程，發現嬰幼兒淋巴腺有腫大情況，最常見的原因是正常淋巴組織的增生，例如有上呼吸道感染或皮膚感染時，可能會引起局部淋巴腺腫大及疼痛，又如口腔衛生不佳造成牙齦細菌感染，也會使頸部淋巴結腫大，這類腫大的淋巴結在感染得到控制後，大多逐漸縮小及消失。但有少部分原因與惡性腫瘤相關，所以，按摩過程若遇到有不尋常的淋巴腺狀況，就需要就醫確認。

一般來說，嬰幼兒時期的循環系統已發展的相當完整，隨著身體的發育，循環系統的大小與強度也會隨而增加，尤其是到了青春期，最爲顯著。

嬰幼兒的呼吸、脈搏及血壓數值，是評量呼吸系統與循環系統是否正常運作的基本原則，不同年齡階段的嬰幼兒，正常數值如下表所示：

年齡層		呼吸數	脈搏數	血壓平均值（收縮壓/舒張壓）
新生兒		40~50	120~160	60-80/40-50mmHg
嬰兒		35~45	120~140	90/65mmHg
幼兒	2~4 歲	25~30	100~120	
	5~10 歲	20~25	90~100	
成人		16~18	60~80	120/80mmHg

（五）分泌系統

　　人的腺體皮膜亦屬於皮膜組織，其皮膜細胞具有高度的分泌功能，而分泌物爲液體，包括賀爾蒙（內分泌激素）、酵素及黏液等。依據分泌的性質，可分爲外分泌腺（Exocrine gland）與內分泌腺（Endocrine gland）兩種。

　　分別說明如下：

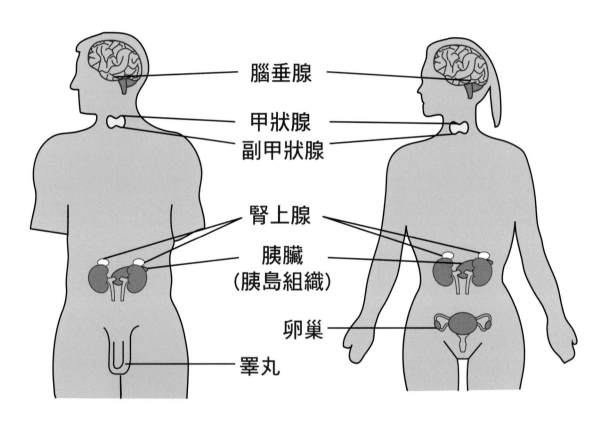

1. 外分泌腺 (Exocrine gland)

　　外分泌腺包括唾液腺、汗腺、皮脂腺、肝臟、胰腺等（胰腺有內分泌和外分泌部分，外分泌部分最多，胰島則是內分泌）。

　　而外分泌腺有一個叫做導管的引流管，其分泌物會通過管道運輸到相對應的組織或器官，這些管道會發揮調節作用（通常是排泄）。

2. 內分泌腺 (Endocrine gland)

　　人體有各種不同的內分泌腺，分泌著個別特有的荷爾蒙。內分泌腺有六種，包括腦垂腺、甲狀腺、副甲狀腺、胰島、腎上腺和性腺。

這些內分泌腺分泌各種激素，隨血液輸送到它作用的細胞，改變化學變化，協調生理機能。這些激素量要適中，過多或過少都對身體有不利的影響。不同腺體所對應的功能也各有不同，說明如下：

1. 腦垂腺

在腦的下方，能分泌多種激素，有的促進身體生長，例如幼年時分泌過多，成為巨人，分泌過少，則成為侏儒；有的與生殖有關，有的可以影響其他內分泌腺的活動。故腦垂腺為內分泌系統的總指揮。

2. 甲狀腺

位於喉部氣管兩旁，其分泌的激素稱為「甲狀腺素」，刺激細胞代謝，以維持正常的代謝作用。人體的生殖器發育也與此激素有關。兒童期分泌不足，會影響身體的生長發育及智力的發展。分泌過多，代謝旺盛，組織活動增多，神經興奮，心跳加快，身體消瘦，眼球突出。

3. 副甲狀腺

副甲狀腺素的作用，主要調節體內的鈣和磷代謝，分泌太少，血液中含鈣量過低，會造成抽搐甚至造成死亡。

4. 胰島

胰臟可分泌消化液，也能分泌激素。分泌激素的部份稱為「胰島」，能分泌胰島素，其作用是使細胞利用糖分，或將血糖轉變成肝糖儲存。缺少胰島素，細胞不能有效利用或儲存血糖，血糖（血液中的葡萄糖）就會增加，隨尿排出，稱為「糖尿病」。胰島也能分泌「升糖素」，將肝糖分解，釋放到血液中，提高血糖的濃度。

5. 腎上腺

位於腎臟上方，可分泌腎上腺素。發怒或恐懼時，腎上腺素大量分泌，使肝糖轉變成葡萄糖釋放到血液中，增加血糖濃度；同時也促使心搏加快，腸胃運動減慢，肌肉血管擴張，血流量增加，可以作有力的收縮，產生一股強大的力量。

7. 性腺

卵巢和睪丸除可產生卵和精子外，也分泌激素，表現男女不同的性別特徵。男生聲音低沈，長鬍鬚；女生則聲音高尖，乳房發達。

伍、芳療與嬰幼兒按摩的應用

芳香療法曾是人類最古老的保健形式之一。近年來越來越多的研究顯示，芳香療法不僅僅是單純的芳香味道，而是藉由混合純植物精油的特性，運用各種方法，如按摩、沐浴、泡澡、吸入、外敷、蒸氣吸入、皮膚保養等，搭配不同精油、劑量、使用部位與手法來調理身體、提升人體免疫能力、平衡情緒，以達到養生保健的作用。在歐美、日本、台灣等地，芳香療法都被列入自然療法的其中一種；甚至有些還作為輔助性質的醫療。

簡單的定義，芳療是「使用芳香精油（Essential oil）促進健康的自然保健科學」。

一、芳香療法基本知識

我們都熟悉來自幸福愉悅的氣味，無論是兒童的氣味或大自然的氣味，或花朵、食物的香味，或是與美好回憶相連結的香味，這對我們都足以提供快樂幸福的聯想，對於放鬆緊繃的壓力與改善親子關係，都能讓愛散發在生活。

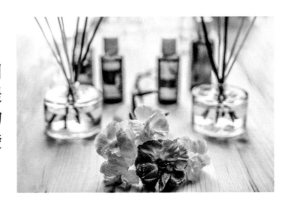

（一）芳香療法的起源

芳香療法（Aromatherapy）的起源，可追溯至西元 3000 年前，人類發現芳香植物可以舒緩身體的疼痛與不適。近代盛行於歐洲，是透過芳香植物之精油來達到舒緩精神壓力與增進身體的健康。

使用精油來達到舒緩精神壓力與增進身體的健康。起初多用在提神或宗教、冥想等方面，法國化學家 RenéMauriceGattefossé 於 1928 年在科學刊物上發表研究成果，是首先運用芳香療法這個專業名詞。之後，也有學者證實植物精油因其極佳滲透性的特點，能達到肌膚的深層組織，進而被細小的脈管所吸收，最後經由血液循環，到達需要得到治療的器官。

臺灣及日本都持續在推動芳療專業檢定認證的精進，建立系統性的專業培訓流程，才能確保芳療從業者的專業素質，維護民眾的健康。

（二）芳療的應用

芳香療法如何幫助孩子？2位作者都是從事芳療專業超過25年經驗的資深芳療師，經過實證研究，證明精油對自律神經的平衡是有幫助的。

2007年正式推廣【芳療與嬰幼兒成長按摩】訓練月子服務員對新生嬰幼兒施予按摩的教學經驗，對於不同年齡、生理狀況的嬰幼兒，父母如何選擇適合的精油、正確的用法，再搭配適合的手法，達到緩解及幫助嬰幼兒的生理狀況與健康，讓親子雙方都得到美好的體驗。

持續至2017年，再將嬰幼兒成長按摩推廣進國內早教育嬰中心，對育嬰員提供相關培訓課程，得到非常正面的成果回饋，實質安撫嬰幼兒因不安情緒所產生的壓力症，如噁心、嚎哭和肚子疼痛等狀況，夜晚能有良好健康的睡眠。

1. 0歲至24周（新生兒）

此時期的新生兒是無需使用精油的，因為他們剛離開母體還在媽媽的抗體保護中，只需要母親的安撫與保護即可。但新手媽媽，若因新生兒的降臨，產生焦慮不安的憂鬱時，可適度使用精油。

◎建議「母親」使用：1. 甜橙 2. 葡萄柚 3. 檸檬，安撫情緒效果。

◎使用方法：母親感覺心煩時，可取一滴精油滴於手帕中，直接反覆嗅吸手帕上的香氣數次至無精油味道為止。

2. 24周~3歲

此時期的幼兒，來自母親的抗體漸漸自體內退去，開始漸漸對自己體內建立抗體。

◎建議使用：1. 洋甘菊 2. 真正薰衣草 3. 乳香 4. 甜橙，（使用濃度建議：0.1%-0.2%）嘗試著不同的精油，給小孩聞聞看，觀察你的孩子最喜歡哪一款精油。芳香療法只有在孩子喜歡的氣味下讓他們帶來平靜或令人振奮的效果。不同的孩子有不同的氣味偏好和聯想。

◎使用方法：將孩子喜歡的味道滴一滴或二滴於衣角或袖角，讓精油逐漸散發於空氣周圍。

3. 3~6歲

此時期的兒童，開始會去幼幼班就讀或開始懂得找兒童伴的年齡，因此與其他兒童玩耍的機會較多較易交互感染生病。

◎建議使用：1. 薰衣草 2. 羅馬洋甘菊 3. 甜橙 4. 乳香 5. 依蘭 6. 天竺葵 7. 雪松

◎使用方法：讓孩子試聞味道，將孩子喜歡的味道選用 3-4 滴的精油稀釋到 30 毫升的甜杏仁油[1] 中（推薦的濃度：0.5%-0.67%），先塗於手臂內側皮膚 6 小時無過敏反應才可塗於全身按摩，如若無法使用於皮膚，會有過敏反應就將精油塗一滴於衣角嗅聞或試圖於母親身上或衣或被子角邊上，一至兩滴一樣可達到預期的效果。

4. 6 歲以上

6 歲以上日常建議使用之精油如下（使用濃度建議：1.5%-3.0%）：

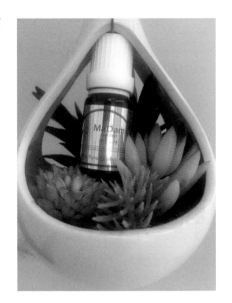

◎真正薰衣草：鎮定安眠，平靜情緒

◎薄荷：涼快感並可局部退紅消炎

◎洋甘菊：對過敏肌膚具減敏的作用

◎茶樹：幫助蚊蟲咬傷和皮膚感染具抗菌作用

◎佛手柑：預防兒童痱子，具抗菌與消炎其香味受大眾喜愛

◎甜橙：幫助小孩平撫情緒開心正向

使用方法：讓孩子試聞味道，將孩子喜歡的味道選用 3-4 滴的精油稀釋到 30 毫升的甜杏仁油中（濃度建議：1.5%-3.0%），先塗於手臂內側皮膚 6 小時無過敏反應才可塗於全身按摩，如若無法使用於皮膚，會有過敏反應就將精油塗一滴於衣角嗅聞或試圖於母親身上或衣或被子角邊上，一至兩滴一樣可達到預期的效果，其中，真正薰衣草與甜橙與佛手柑都是許多孩子喜歡的香味，通常可以有效平息焦慮的孩子。甜橙的情緒提升效果更佳。薄荷[2] 也很受孩子們的歡迎。

精油的善用，可使家長或嬰幼兒照顧增加樂趣，找到小朋友喜歡的精油之外，利用各式玩具、小夜燈營造一個親子喜歡的環境，可以更有效的安撫孩子的情緒、增加安全感與睡眠品質。

---

[1] 特別推薦使用甜杏仁油作為嬰兒和幼兒按摩的基礎油載體。
[2] 薄荷精油，建議懷孕前三個月和患有心臟相關疾病的族群，避免使用。

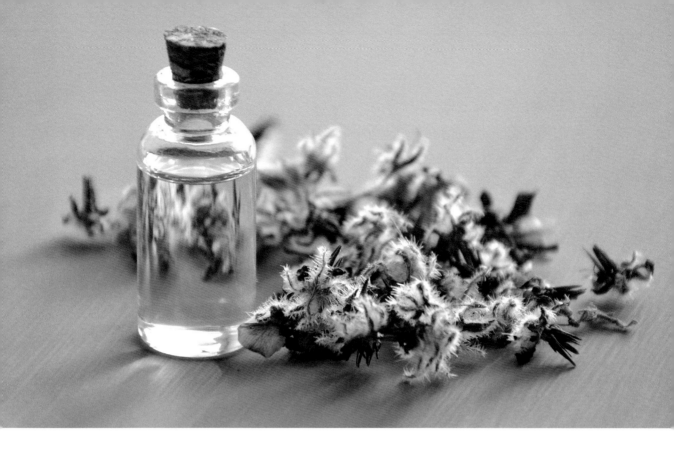

各年齡層嬰幼兒精油使用建議一覽表：

年齡	推薦濃度 (%)	濃度最大值 (%)
早產兒	0%	0%
最多 3 個月	0%	0%
24 周 -3 歲	0.1%	0.2%
3-5 歲	1.0%	2.0%
6-15 歲	1.5%	3.0%
15 歲以上	2.5%	5.0%
皮膚過敏體質不建議將精油塗於皮膚超過 5.0% 以上 (可以嗅吸替代)		
資料來源：Robert Tisserand 和 Rodney Young，精油安全（第二版。英國：Churchill Livingstone Elsevier，2014 年） ，47。		

二、精油的稀釋方法

使用於皮膚上的精油都需要稀釋使用，才是安全的標準用量以下是稀釋法的簡易方法說明：

先取基礎油（甜杏仁油）5ml 倒入容器中，再滴入所需要濃度的精油量，以調配按摩油。

1. 滴 1 滴的精油入基礎油，約可調配出 1% 濃度
2. 滴 2 滴的精油入基礎油，約可調配出 2% 濃度
3. 以此類推，滴 5 滴精油入基礎油，約可調配出 5% 濃度

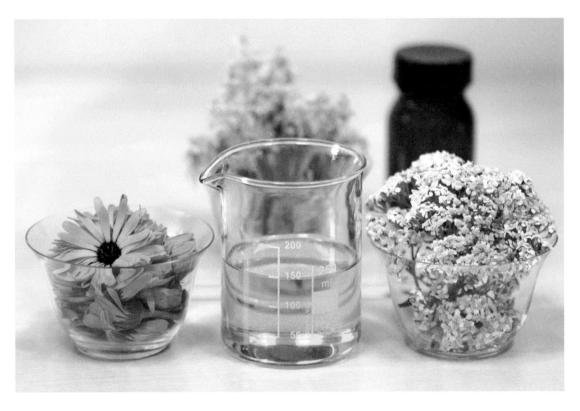

三、精油使用注意事項

精油是植物中經提煉出的精華，最好選購無添加其他物質的單方或複方，其香氣物質濃度為 100% 的精油，才能稀釋出所需要的正確濃度，稀釋後的精油，在使用時，必須遵守以下注意事項：

1．首次使用新精油前需做皮膚測試！

以 0.5% 的稀釋比例（10m1 基礎油 +1 滴的精油）塗抹於手臂內側，停留 6 小時以上，觀察是否有紅、腫、癢、熱、痛的反應，若沒問題表示對此精油無過敏反應。

2．精油不可未經稀釋直接塗抹於身體皮膚上！

有些精油濃度過高會有刺痛難忍的痛苦，如百里香精油等。

3．較刺激皮膚的精油須謹慎使用！：

會刺激皮膚的精油建議 0.5% 以下來稀釋使用，因為以低劑量的比例來使用，較可以避免皮膚的刺激與傷害。

刺激性精油有：丁香、肉桂、薑、百里香、茴香、鼠尾草、萬壽菊、歐白芷根。

4．懷孕 3 個月內的孕婦應避免使用精油

部分精油可能會造成荷爾蒙的影響或是通經的效果，懷孕初期的孕婦應避免使用精油。

5．有癲癇病史需謹慎選擇精油

有些精油的化學成分會刺激癲癇病患，務必避免使用的精油包括：鼠尾草、、茴香、牛膝草、苦艾、迷迭香、鼠尾草、芳樟、白樟腦、艾草、薄荷、艾菊、側柏、苦艾、西洋紅雪松、頭狀薰衣草。

6．具有光敏性的精油

有些精油如芸香科（橘皮類精油）是具光敏性的精油種類，會讓皮膚對紫外線的敏感度增加，使用後 15 小時不要曝曬在日光下，以免皮膚會導致嚴重曬傷。若將此精油稀釋到 1.5% 以下或是與其他精油混合使用，它的光敏性便會消失。

光敏性精油：佛手柑、甜橘、檸檬、葡萄柚、苦橙、山雞椒。

四、日常使用的精油建議

親子關係是一門深奧的功課，本書希望推廣的嬰幼兒按摩，是可以幫助父母與子女建立親密關係的方法之一，不同階段的嬰幼兒，也會面臨各種自我探索和接受環境的衝擊，因而產生不同程度的壓力、病痛與情緒等狀況，運用不同的精油，再搭配適當的按摩，幫助他們放鬆的過程，也會回饋到父母自身，進而建立一個良性、美好的親子互動。

推薦幾款不同狀況下，適合的精油，值得各位父母試一試！

◎晚安好眠→眞正薰衣草與橙花

◎快樂上學→甜橙與葡萄柚

◎哭哭鬧鬧不開心→檸檬與佛手柑

◎快樂吃飯→葡萄柚與檸檬

◎提升專注力→檸檬與迷迭香

◎蚊蚊離開→天竺葵與山雞椒

使用時，取各一滴精油，直接滴於小朋友的衣角或衣袖上，不可直接塗抹於身上。

◎肚肚痛痛→歐薄荷與黑胡椒

此配方需參考精油稀釋濃度建議表，稀釋後輕輕在小孩腹部進行按摩。

當您經常利用精油來幫助親子間的日常生活，常在孩子周遭出現的香味，就會成爲他們兒時的溫馨記憶，也是他記住父母愛的香味，本書也希望能提供家庭建立正向親子關係的方法。

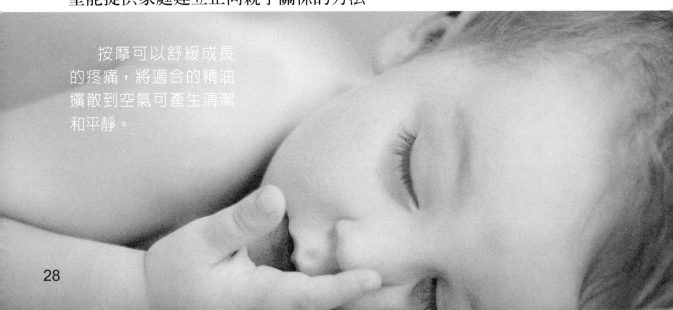

按摩可以舒緩成長的疼痛，將適合的精油擴散到空氣可產生清潔和平靜。

陸、施行嬰幼兒按摩的注意事項

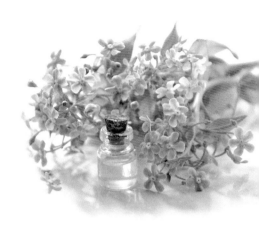

綜合以上對嬰幼兒生理發展說明，乃希望所有學員，在學習嬰幼兒按摩技術前，先認識嬰幼兒與成人之間的生理差異，對嬰幼兒施行按摩手法前，務必要謹慎留心、調整自我心態，才能達到嬰幼兒按摩的效果與目標，後續將進一步說明進行嬰幼兒按摩時，應該注意的事項與禁忌。

一、按摩時應注意事項

學習嬰幼兒按摩前，務必要了解嬰幼兒比成人更為敏感脆弱的生理特性，因此，在操作過程都要更為謹慎，遵守『可緩勿快、可輕勿重』的基本原則，以下幾點，是所有學習者都要時刻自我提醒的注意事項：

1. 房間溫度需要溫暖(不低於 26 C)，並避免氣流，因嬰幼兒身上抹油之後，體溫會下降。
2. 避免天花板燈光直射嬰幼兒眼睛，若對光線敏感，可使用毛巾蓋住嬰幼兒眼睛。
3. 注意嬰幼兒對說話聲、音樂的反應，視情況調整使用聽覺刺激。
4. 注意嬰幼兒對臉部、物體等視覺反應。
5. 觀察並調整大人和嬰幼兒間的距離，有良好的目光接觸和眼神互動。
6. 注意嬰幼兒凝視、厭倦或排斥的訊息。
7. 確定嬰幼兒和大人的姿勢都有很良好的支持。
8. 使用嬰兒油或能夠食用的油來進行按摩是較好的，食用油可選擇冷壓的橄欖油、芝麻油、紅花油或葵花油。
9. 務必要注意力度，力量太輕無法達到作用，力度過重，則容易導致嬰幼兒受傷，所以力度的掌握要格外留意。
10. 手掌要保持溫暖，按摩時才能給予嬰幼兒安全感，不會造成過大刺激。

除此之外，爸媽在撫觸時需形成自己的節奏和順序，沒必要千篇一律，按照嬰幼兒的喜好進行。他們喜歡的，就可以多按摩該部位；若他們哭泣或抗拒時，最好馬上停止撫觸，尋找原因，不必強求。可趕快轉換嬰幼兒的注意力，選擇其他活動、聽音樂或者玩遊戲，都是不錯的方法，等他們情緒和緩後再作嚐試，讓小朋友自然的接受按摩動作。

二、嬰幼兒的按摩禁忌

對嬰幼兒施行按摩前，觀察到有以下狀況，或嬰幼兒本身就有病症，絕對不可逕行施予按摩：

1. 剛出生的嬰兒不應進行按摩。
2. 小朋友出現劇烈情緒的異常情況，如大聲嚎哭、嗜睡時，則不應按摩。
3. 嬰幼兒有出現麻疹等皮膚異常情況時，則不宜按摩。
4. 有感染、急性或不穩定的心、腎、肝臟問題、皮膚過敏或皮膚病、氣喘、癲癇等，不宜 進行按摩，若有其他症狀，務必與醫師充分討論後，才能進行。

而在按摩進行的過程中，若發現嬰幼兒出現如哭鬧、肌張力增高、活動興奮性增加、膚色變化或嘔吐等，應停止該部位的按摩，如果持續超過 1 分鐘，應該完全停止按摩。

柒、按摩前的準備

一、環境營造

◎固定的空間：讓寶寶有預期的安全感
◎空間的寬廣：對寶寶的良性刺激愈多
◎室溫：最好在攝氏 26~28 度左右
◎柔和的燈光：寶寶視覺舒適
◎輕柔的音樂：選擇同樣的、熟悉的。日夜不同，白天可以撥放輕快活潑的旋律，晚上則以柔和緩慢的旋律為主
◎按摩區域：棉質軟舖＋防水尿布墊

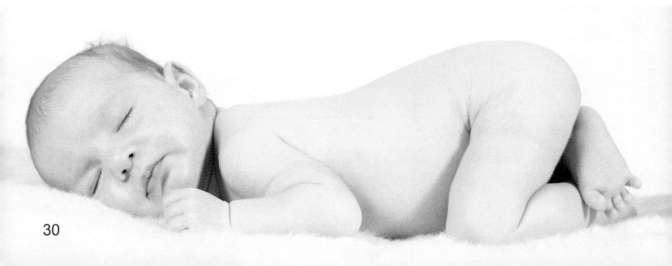

二、用品準備

◎玩具類：可使情緒穩定，轉移注意力的物品

◎長浴巾、小蓋毯：由於嬰幼兒皮膚細緻（尤其六個月以內的嬰兒），鋪墊及蓋的毛巾要選擇純棉柔軟的質地

◎尿布、紙巾、更換衣物、按摩油等

◎衣物選擇：嬰幼兒可以不著衣物及尿布，但要注意室內溫度不可低於 26 度 C

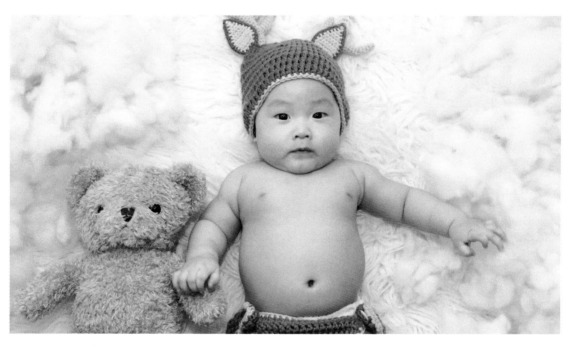

三、按摩前須知

◎務必清潔雙手，保持手的溫暖

◎注意指甲長度及身上飾品

◎短袖上衣，以增加肌膚接觸

◎保持情緒愉悅，要自我放鬆

◎邊按摩邊與寶寶說話或講故事、唱歌

◎舒適的靠枕、環境，勿彎腰駝背

◎衛生與安全

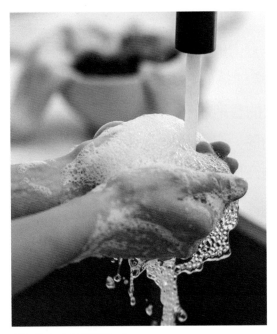

✓務必清潔雙手

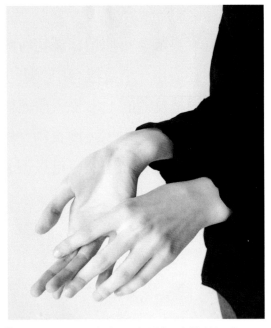

✓注意指甲長度及保持手的溫暖

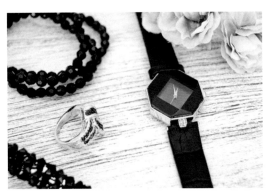

✓按摩時不戴首飾

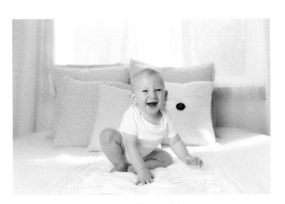

✓心情愉悅、放鬆、引導

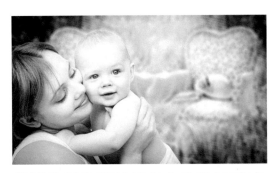

✓擁抱輕撫讓孩子有安全及被愛感

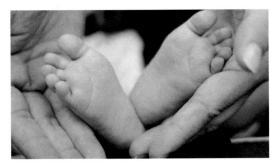

✓按摩像遊戲對話自然的生活方式

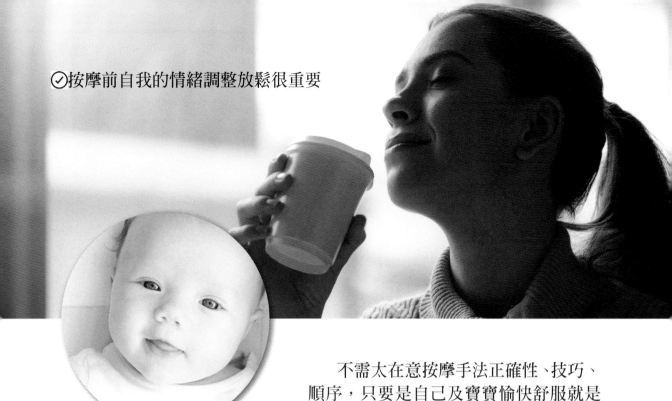

☑按摩前自我的情緒調整放鬆很重要

不需太在意按摩手法正確性、技巧、順序，只要是自己及寶寶愉快舒服就是最好的方式。

捌、按摩時機

一、寶寶 0~3 歲最需要按摩，每天都進行 1~2 次，持之以恆

先從 3~5 分鐘開始，等寶寶很習慣這樣的活動再延長至 10~15 分鐘。

成長兒童 3~10 歲最需要按摩，每天都進行 1~2 次，持之以恆。

先從 10 分鐘開始，再延長至 15~30 分鐘

寶寶喝奶的時候摸摸他的小手小腳，睡覺的時候摸摸他的背，都是一種按摩。讓身體接觸是自然的發生進而習慣。

操作的時機最好在寶寶清醒時及睡前進行按摩：切記勿將寶寶和兒童自睡夢中吵醒，進行按摩。中斷睡眠不管是小孩大人都會有不喜歡或抗拒。

二、最好進食後 1-2 小時按摩。

注射疫苗後 7 天內勿按摩，遵照醫生指示，是否可以柔撫打針的部位。

按摩前詢問寶寶的同意：是培養身體意識及自我概念發展的重要技巧。這是寶寶與按摩者的默契培養。

辨識寶寶喜歡按摩與否有徵象反映。從表情肢體的反應及反射動作辨識。

寶寶哭泣、不舒服、異常疲倦時，可能按摩力道太強，或者是其他原因應即停止按摩。

三、注意事項

(1) 先由身體的一個部位開始：由寶寶願意或者喜歡被撫摸的部位開始，通常是寶寶的背部、腿部。

剛開始或出生兩個月之內：簡單按摩臉部、四肢與背部慢慢再增加另一個部位的按摩。

各部位按摩沒有一定順序，視寶寶情況調整，跟著寶寶身體的活動位置調整，不要強迫寶寶轉正面或趴著。

慢慢地開始按摩動作。

(2) 按摩力道：溫柔流暢，力道不疼不癢，做完後皮膚微微發紅。

有皮膚病的嬰兒禁止給予按摩，這時期避免皮膚病的擴散和惡化。

不要強迫寶寶採一樣的姿勢，融入遊戲中更好。

只要寶寶喜歡，就是正確的按摩。

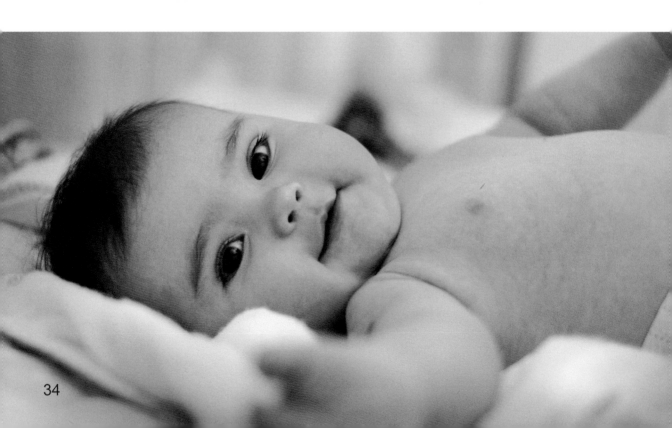

玖、乾式按摩

一、準備工作打開音樂：開啓安摩環境氛圍。

暖身：擁抱－輕撫－對話。

不施油，以輕撫力道輕柔爲主要手法。

嬰幼兒不建議直接使用單方或複方精油做身體按摩。

媽媽或按摩者可將芳香精油塗在自己的身上，引導寶寶熟悉味道，進入享受按摩的時光。

二、按摩部位

⊘背部按摩　　　　　　　　　　⊘胸部按摩

⊘腿部按摩（正面）　　　　　　⊘手部按摩

⊘腹部按摩　　　　　　　　　　⊘臉部按摩

（一）背部按摩

動作 1：單手在寶寶脊椎上下來回輕撫滑動。按摩脊椎兩側又增強免疫力的作用並促進背部的血液循環。

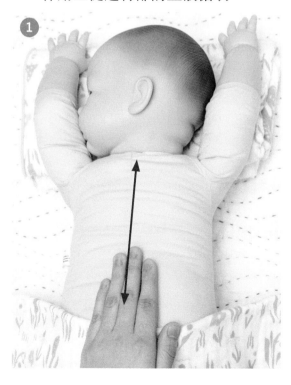
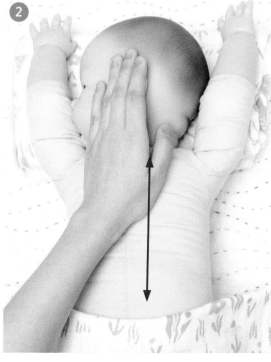

動作 2：雙手在寶寶的背部上下來回，輕撫滑動促進背部的血液循環。

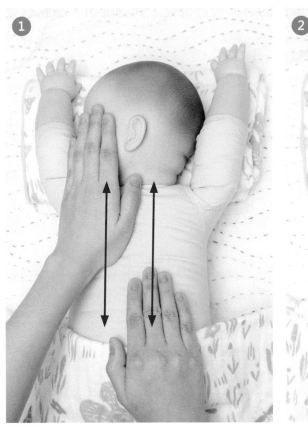
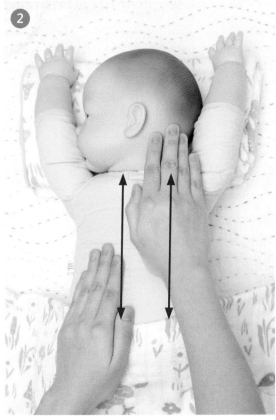

動作 3：雙手放在寶寶背部頸椎同時往外撥滑動，由肩部至臀部。

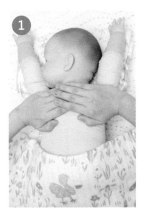
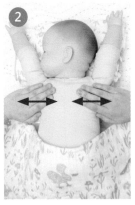
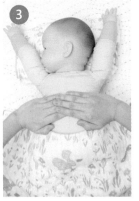
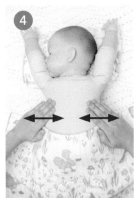

（二）腿部按摩 (正面)

動作 1：雙手或單手從鼠蹊部往腳踝的方向輕撫滑動，到腳趾頭。觸動感覺神經。

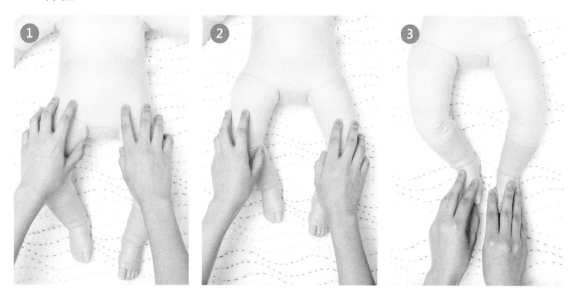

動作 2：在寶寶的腳踝畫圈，用大拇指與食指圈起來像 C 字來回轉動。

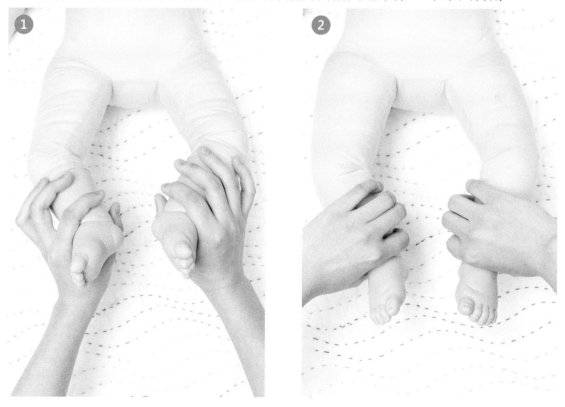

動作 3：推撫、輕按，按摩寶寶的腳底及腳背。四指穩住腳背以大拇指輕推腳掌。再以四指穩住腳掌以大拇指輕推腳背。

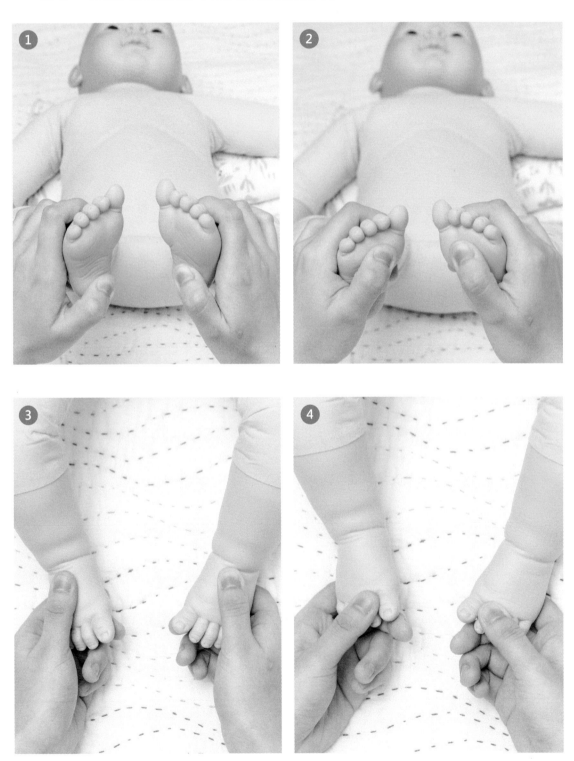

動作4按摩寶寶的腳趾，輕輕地，逐一伸展按摩寶寶的腳趾。促進末梢循環與活動。穩住腳踝單手逐一操作。

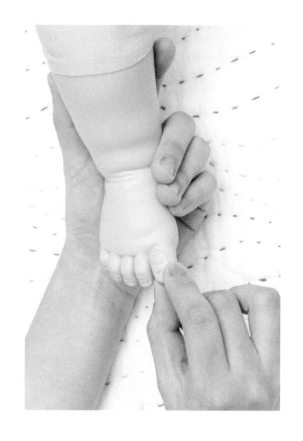

（三）腹部按摩

動作1：兩指，以肚臍為中心畫圓。順時鐘操作。

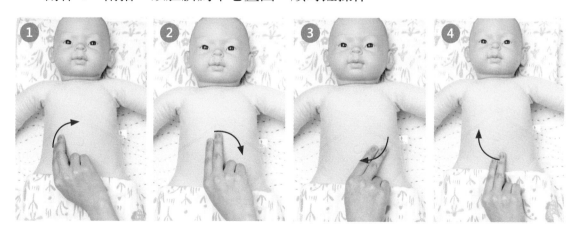

動作 2：雙手交替由肚臍上方向下輕撫。

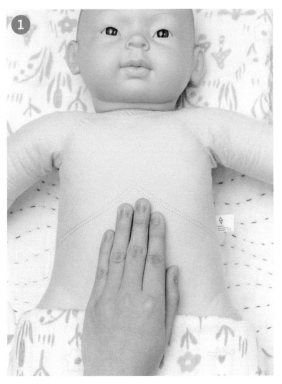 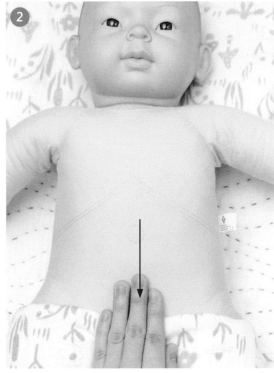

動作 3：兩手分別由肚臍上方往身體的兩側推，推到兩側最底處腰際。

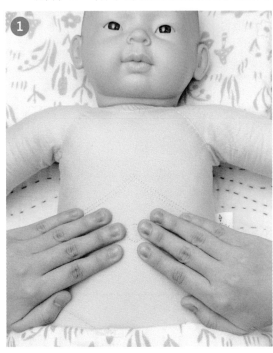 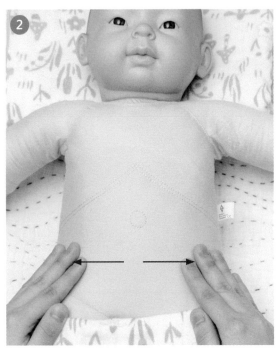

（四）胸部按摩

動作 1：單手放在寶寶的胸口輕撫畫圓。

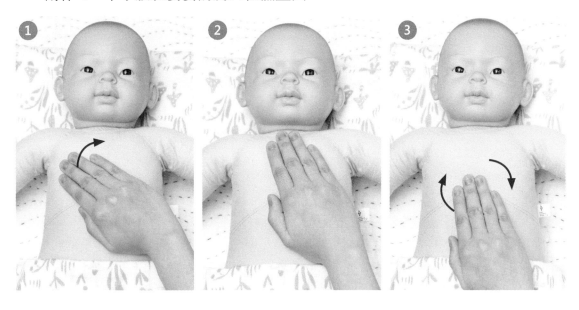

動作 2：雙手大拇指分別在鎖骨由內往外輕撥。

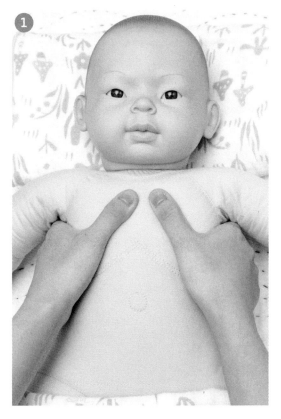
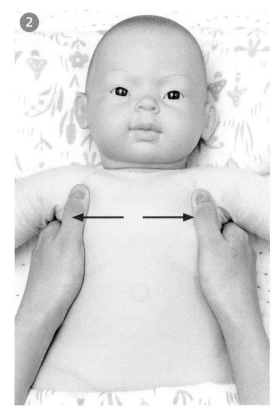

動作 3：雙手同時由胸中線外撥置身側。

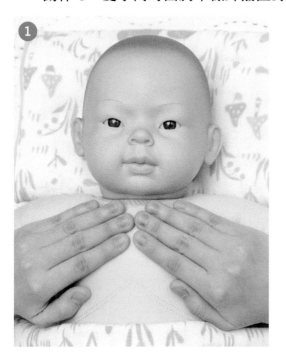
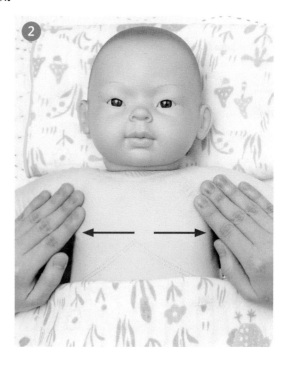

（五）手部按摩

動作 1：一手輕輕將寶寶的手拉起，另一手替寶寶按摩腋下。

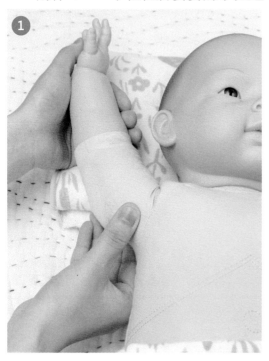
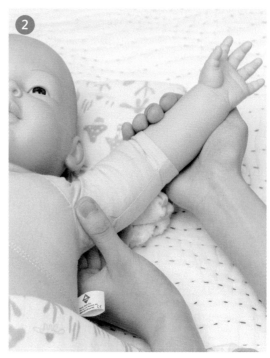

動作2：雙手呈大C形，從寶寶的肩膀以滑轉的方式，慢慢滑轉到寶寶的手腕。

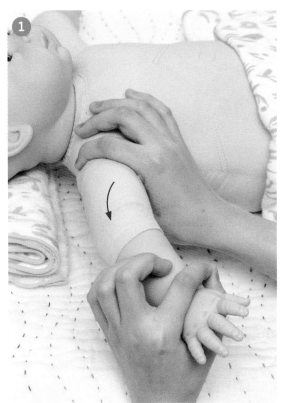
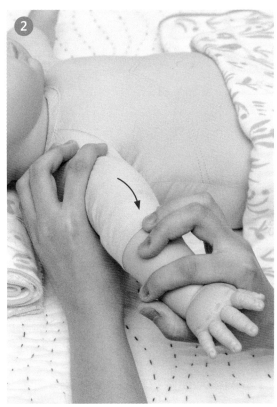

動作3：按摩寶寶的手掌、手背、手指輕輕地輕撫，輕按，伸展按摩。

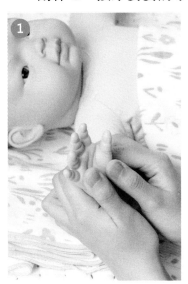
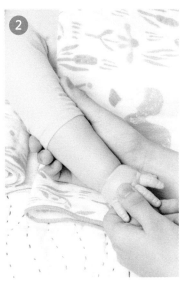
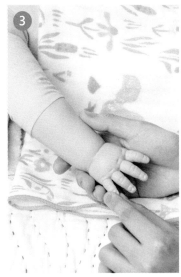

（六）臉部按摩

動作 1：雙指輕輕放到寶寶的眉心中間，同時分別往外撥。

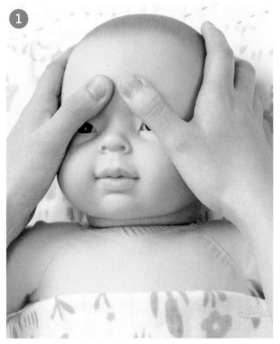
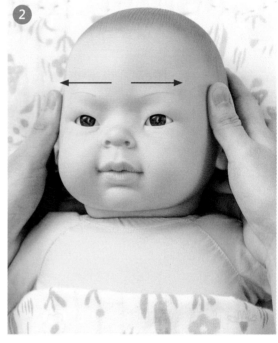

動作 2：雙指輕輕放到寶寶的人中，同時分別外輕撥。

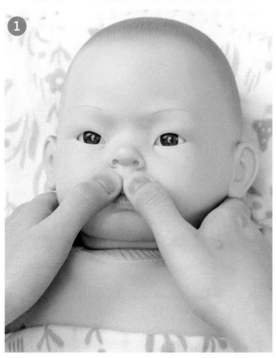
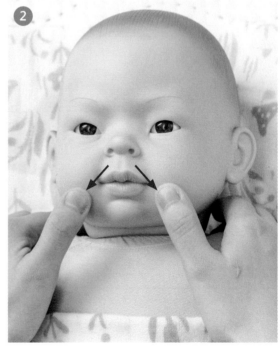

動作 3：雙指輕輕放到寶寶的人中至嘴角、唇下方中之嘴角輕輕地點揉，同時分別往外推。(輕撫牙齦)

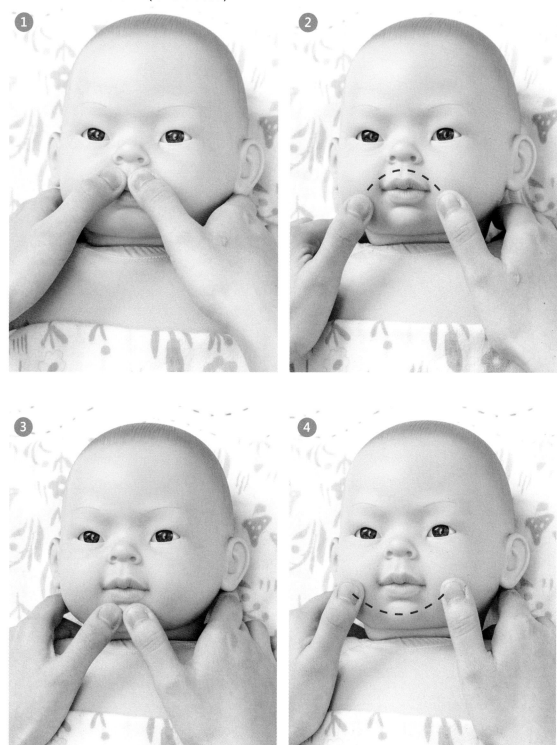

動作 4：雙手由額頭上方輕撫 - 耳後 - 臉龐滑 - 下巴 - 頸部。

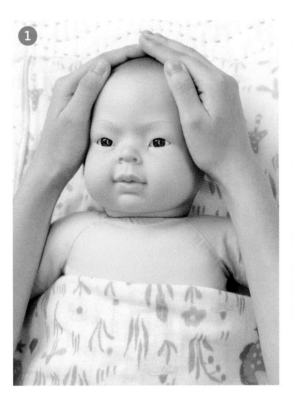 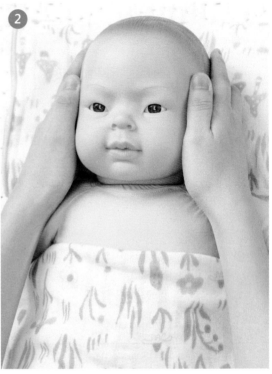

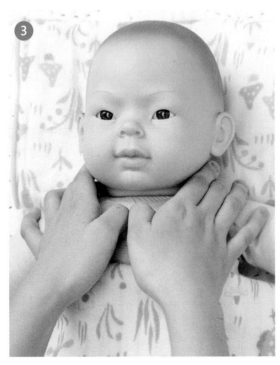 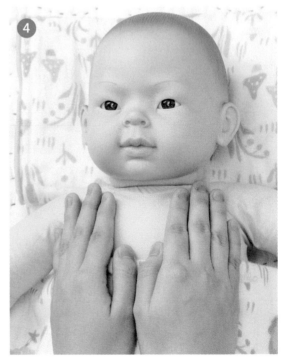

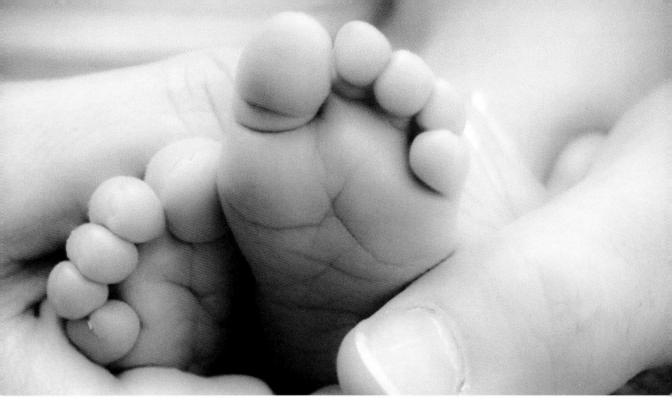

拾、嬰兒按摩

一、按摩前‧按摩後的建議

- ✓按摩前可以先泡澡－暖身。
- ✓按摩後要洗澡,清潔身上的油。

二、嬰兒按摩部位

- ✓腿部與腳部
- ✓腹部
- ✓胸部
- ✓手臂部
- ✓臉部
- ✓背部與臀部

三、腿部按摩

按摩手法:

1. 腿部:親撫式→手掌擠壓式『離心』→擠壓旋轉式→握擠式→搓揉式。
2. 腳背腳掌:拇指推按式。
3. 腳踝:旋揉式。
4. 腳底:點按式→分推式→推擠式→揉拉式。

【腿部】

動作 1：親撫式

腳部按摩開始及結束的手法，單手或雙手自寶寶大腿輕撫，由上而下並施油。

方向：離心

位置：大腿 – 小腿 – 腳掌腳背 – 腳趾

按摩開始：逐次加重

按摩結束：逐次減輕

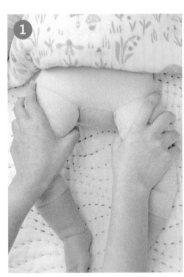
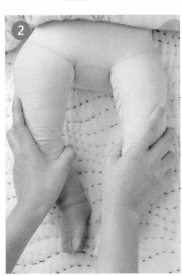
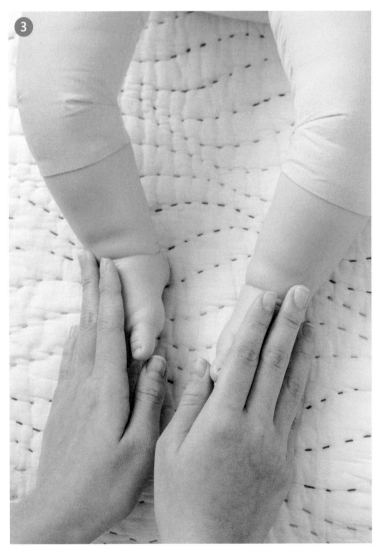

動作 2：手掌擠壓式

一手輕握嬰兒的腳踝，另一手虎口打開，呈 C 形。

方向：離心，臀部 - 腳踝緩緩按摩而下

次數：5-6 次

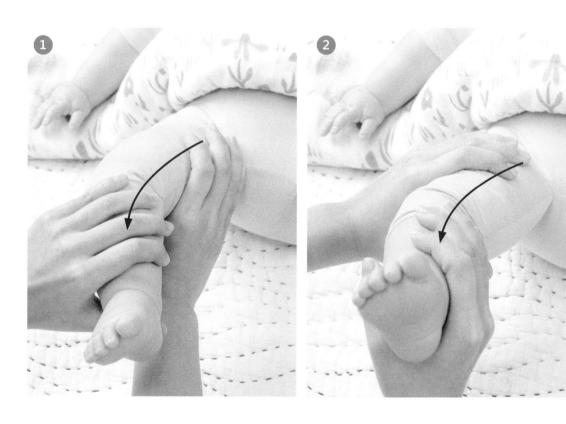

動作 3：擠壓旋轉式

雙手都呈 C 形握法

方向：來回，離心 - 回心

握住寶寶的大腿，緩緩擠轉到小腿再由小腿擠轉到大腿

次數：5-6 次

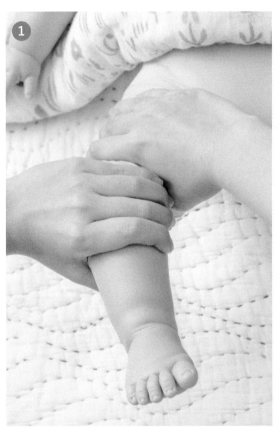
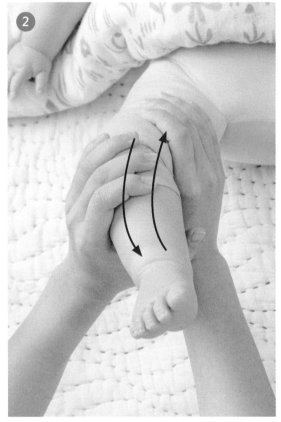

動作 4：握擠式

一手握住寶寶的腳踝，另一手呈 C 形握法往上推滑至臀部。

方向：腳踝 - 臀部

兩手互換

速度：緩慢

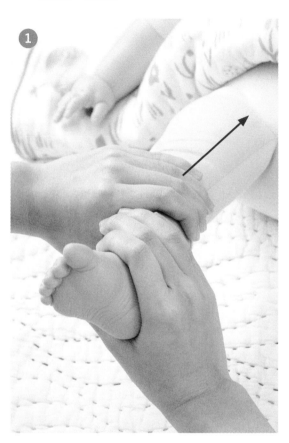
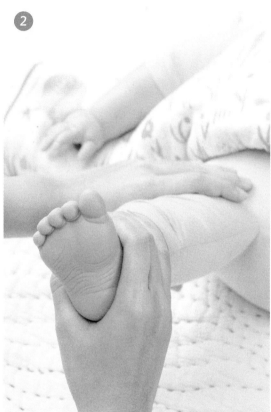

動作 5：旋轉搓揉式

雙手手掌相對夾住寶寶的腿部，雙手搓揉。

方向：來回，由下往上，再上往下來回按摩。

是多數寶寶最愛的手法之一。

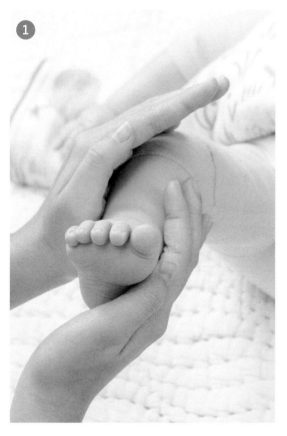 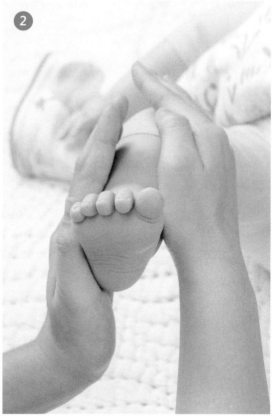

【腳背腳掌】

　　動作：拇指分推式

　　雙手托著寶寶的腳

1. 兩手拇指以指腹腳背及腳掌直推

　　　腳背方向：腳趾 -- 腳踝
　　　腳掌方向：腳跟 - 腳趾

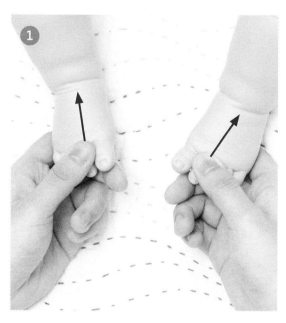

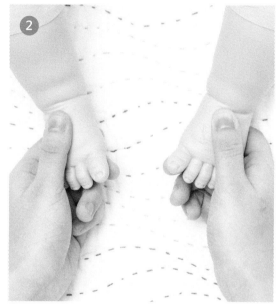

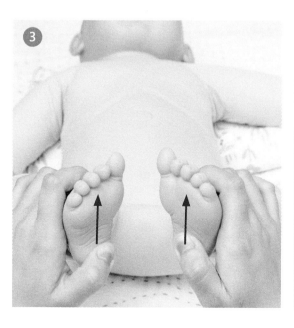

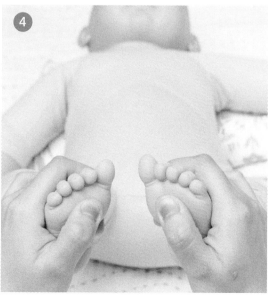

2. 兩手拇指以指腹同時由中心向腳邊分推

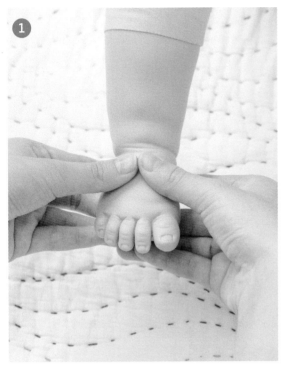

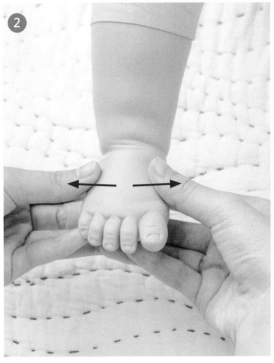

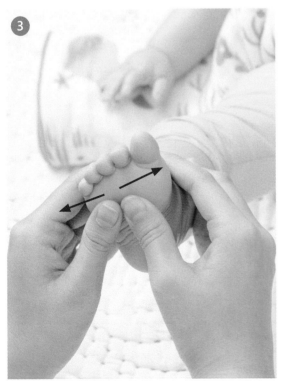

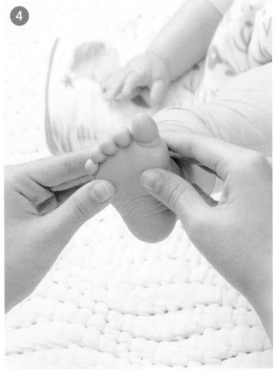

【腳踝】

　　動作：旋轉揉按式

　　一手輕握寶寶的腳掌

　　一手輕圈住腳踝，來回輕轉按摩腳踝

【腳底】

　　動作 1：點按式

　　以按、揉方式按摩，雙手穩住寶寶的腳掌。

　　方向：腳趾、腳跟來回力道輕柔。

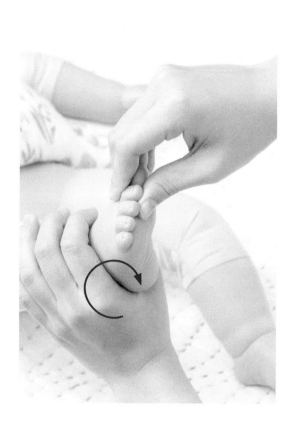

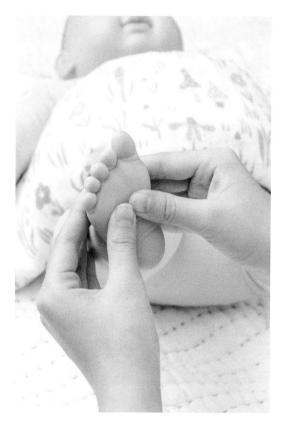

動作 2：C 字型推撫式

一手握住寶寶的腳踝

另一手的食指拇指成 C 字，由寶寶的腳後跟往上輕輕托起，動作重複數次。

方向：腳跟

動作 3：指拉式

手以拇指及食指捻揉每一根腳趾頭，輕柔的捻揉完再往外輕拉。

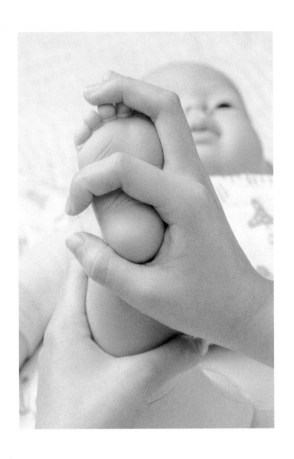

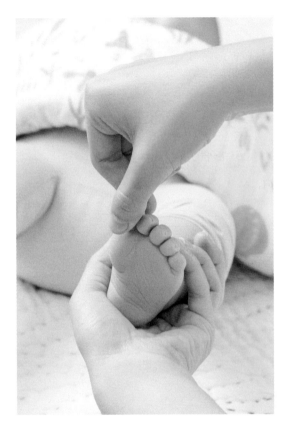

四、腹部按摩

1. 水流式
2. 按腹式
3. 拇指分推式
4. 臍部畫圓式
5. 碰碰膝
6. 尾椎按摩
7. 肚肚擦腹式
8. 揉臍式
9. 摸摸腹式

動作 1：水流式

先靜置撫觸：單手放在腹部，讓寶寶預期腹部按摩要開始了

一手貼放在寶寶上腹部

緩緩往下滑動

雙手掌以橫式輪流交替動作，若腹部較緊繃，可將一腳抬起，單手操做此式。

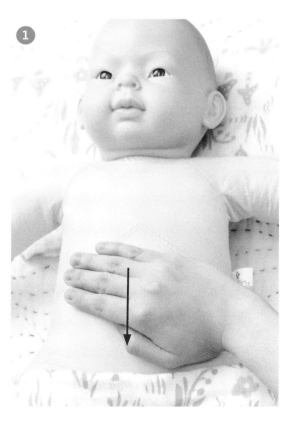 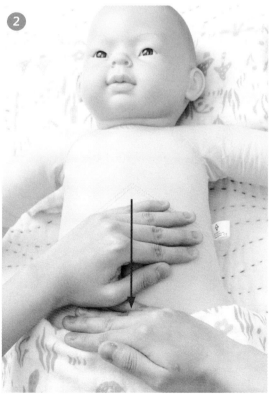

動作 2：按腹式

手指尖略微施力，緩緩點按

方向：（左－右）以肚臍為中心，緩緩點按（順時鐘畫圓）。

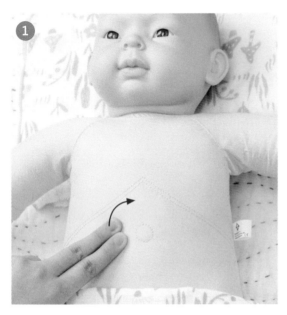

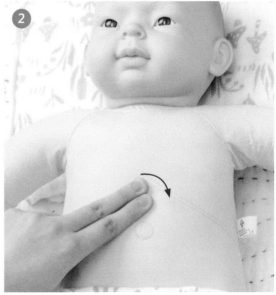

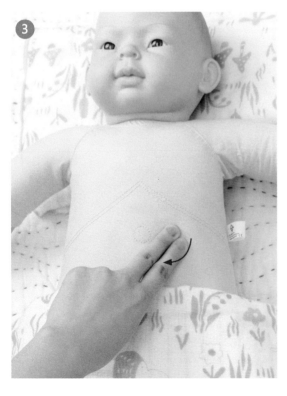

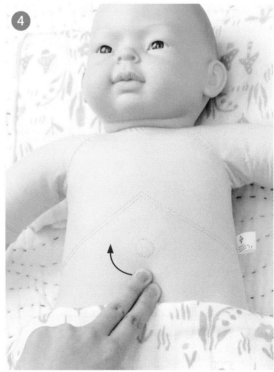

動作 3：拇指分推式

雙手拇指置肚臍上方肋骨下方之柔軟處

由中心向外分推開來

由上腹至下腹

重複 5~10 次

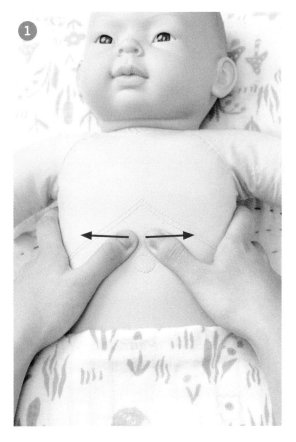 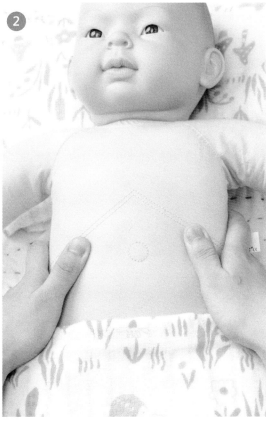

動作 4：臍部畫圓式

手掌貼放在寶寶的右腹上方，以順時鐘的方向緩緩滑動畫出圓式。

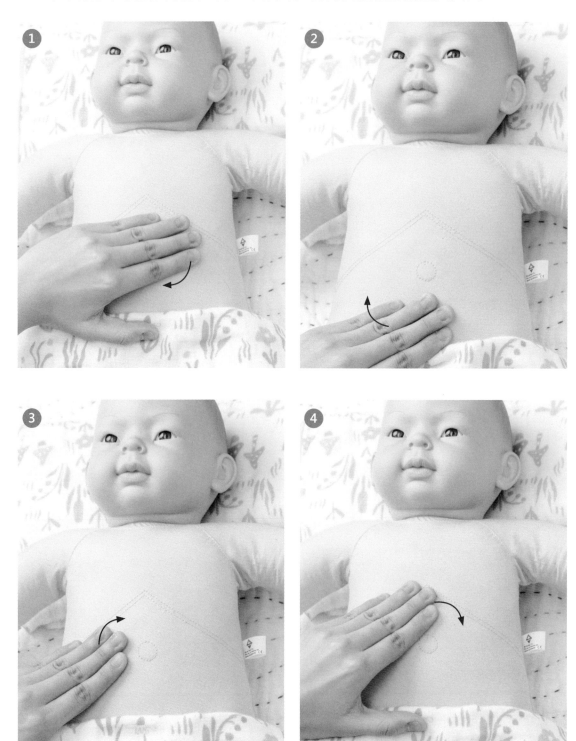

60

動作5：碰碰膝

雙手握住寶寶的小腿肚，往肚子靠近，停一會兒，再緩緩讓寶寶的雙腳伸直
若寶寶不想伸直雙腿，可抖動或震動寶寶的腳有促進腸胃的功效。

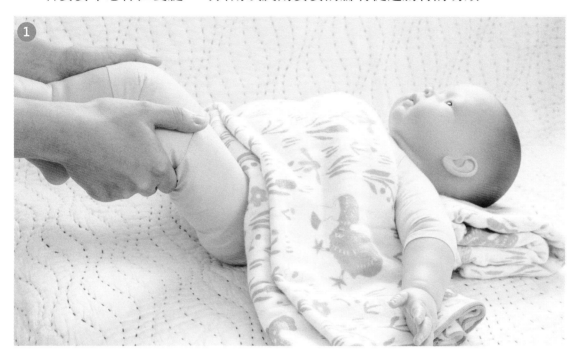

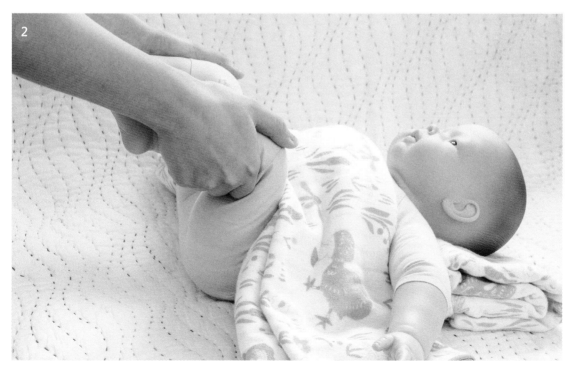

動作 6：尾椎按摩

按摩寶寶背部的尾骨

改善便秘：往下 (肛門) 方向

舒緩腹瀉：往上或左右方向

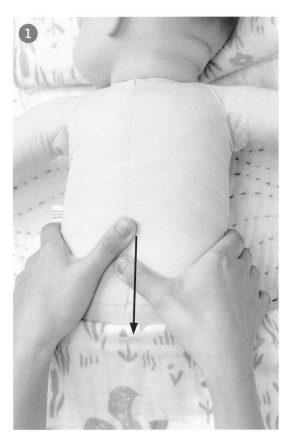
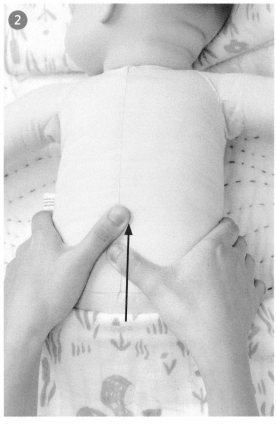

動作 7：肚肚擦腹式

I：把右掌貼左腹上方，往下擦滑

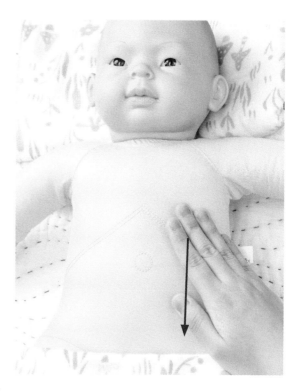

L：右掌自右上腹平行橫滑至左上腹→往下至左下腹

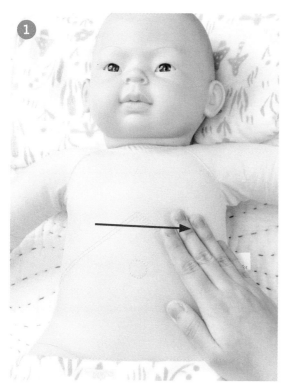

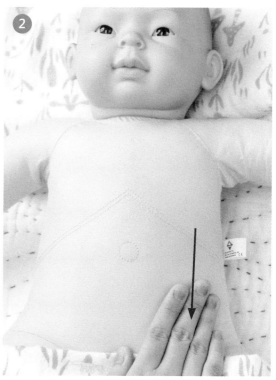

U：右下腹往上滑動→右上腹→橫滑至左上腹→左下腹

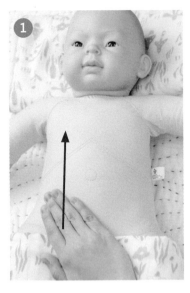 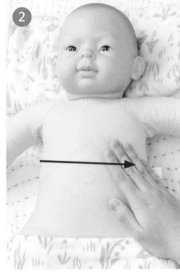 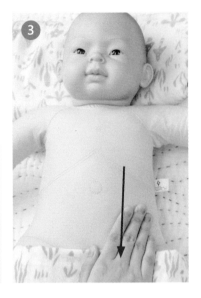

動作 8：溫熱揉臍式

兩手搓熱後，以掌根置於肚臍

按揉 3-5 分鐘，健脾、緩解腹瀉用

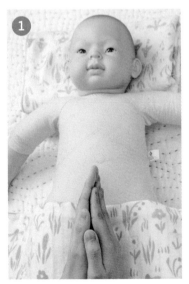 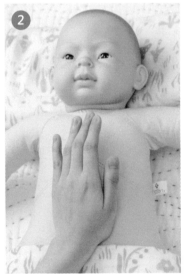 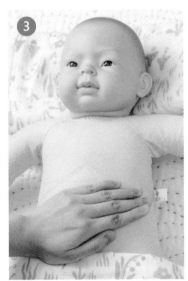

動作 9：摸摸腹式

以肚臍爲中心，輕摩腹部 3~5 分鐘

小圈 - 大圈 - 小圈

腹脹、啼哭：順時針方向

舒緩腹瀉：逆時針方向

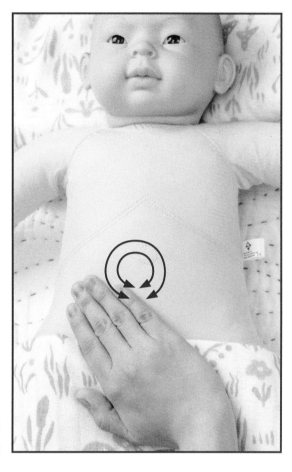

五、胸部按摩

1. 安撫開心式
2. 推撫擴胸式
3. 來回摩擦式

　動作 1：安撫開心式

　順暢呼吸循環

　先雙手置於胸部靜置撫觸

　雙掌放鬆平放在寶寶胸部

　雙掌平均施力，緩慢溫柔地滑過寶
　寶的胸部，劃出一個心形，雙手再
　往上回到原點

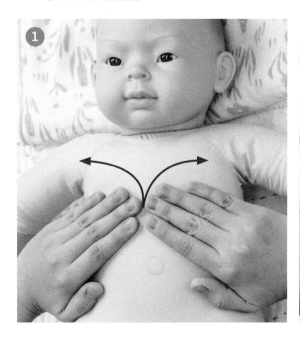

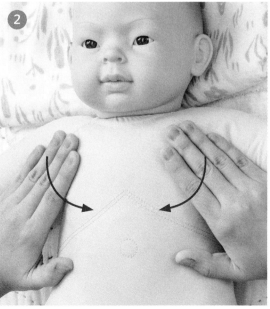

動作 2：推撫擴胸式

雙手大拇指分別在鎖骨由內朝外打開。

雙手同時由胸中線外撥置身側。

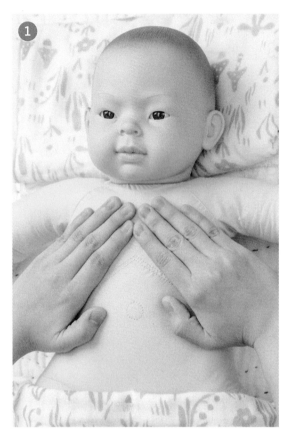
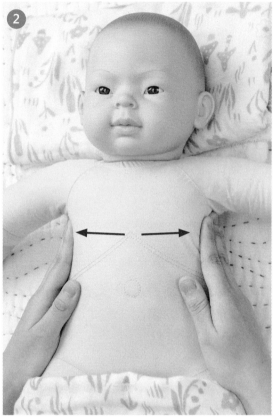

動作 3：來回摩擦式

雙掌輕鬆平放在兩側肋骨下方

右掌：緩緩揉按右肩

→推滑至左胸下

左掌：緩緩揉按左肩

→推滑至右胸下

雙掌交替，以對角線做掌擦的動作

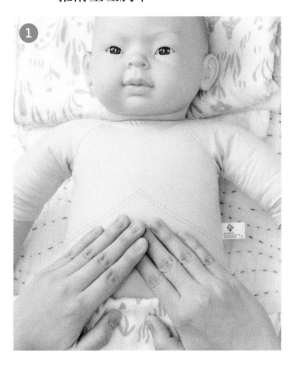

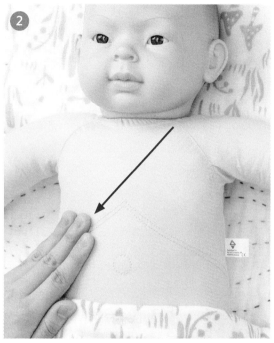

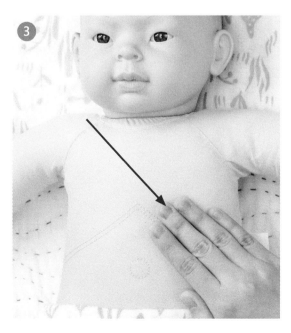

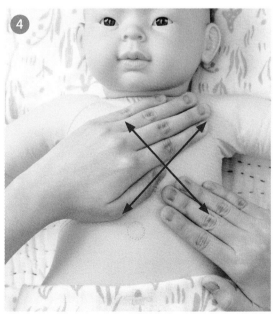

六、手臂部按摩

1. 腋下 - 腋下旋按
2. 手臂 -C 擠轉式、擠握式、搓搓揉式、瑞典式推撫、手臂伸展式
3. 手腕 - 旋轉親揉式
4. 手背 - 手背擦揉式
5. 手指 - 手背擦揉式、轉揉式

腋下動作 1：腋下旋按

將寶寶的手臂抬高，讓腋下顯露出來，另一手做拇指旋推數次

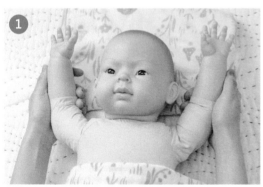

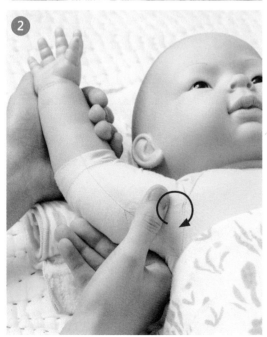

手臂部動作 2：C 擠轉式

雙手呈 C 形握法，相對握住寶寶的手臂，擠轉而下

方向：離心

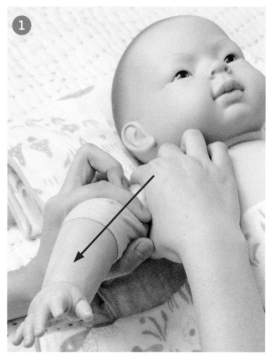

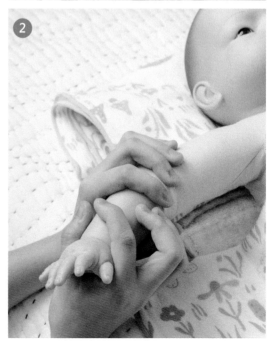

手臂部動作 3：擠握式

　　一手握住寶寶的手腕，另一手 C
形握法，輕握後放鬆，重複動作

　　方向：離心，緩緩滑動，與另一
手相會跟著寶寶肢體律動按摩

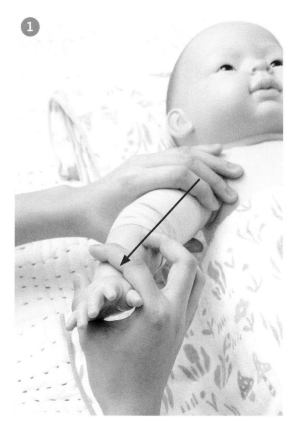

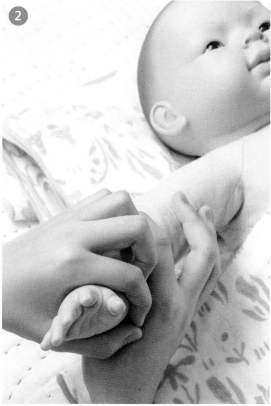

手臂部動作 4：搓搓揉式由上而下

　　雙手手掌相對，

　　夾住寶寶的手臂，雙手搓揉

　　方向：離心

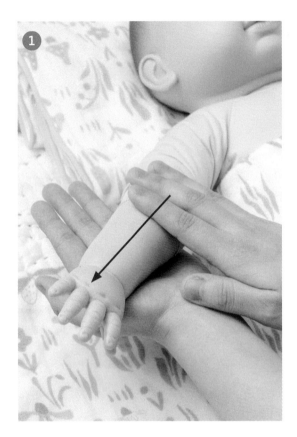
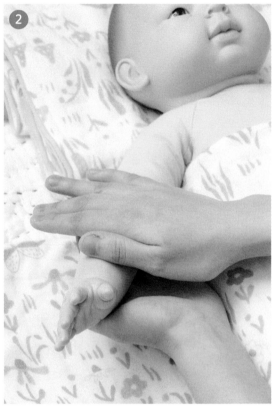

手臂部動作 5：瑞典式推撫

　　把寶寶的手放在手掌上，

　　另一手由下手掌往上緩緩推撫滑動

　　方向：回心

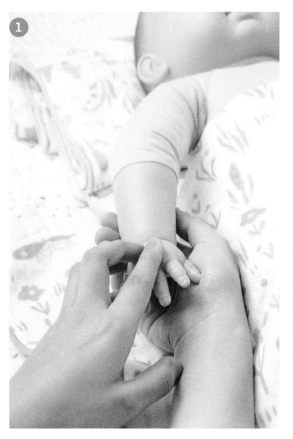

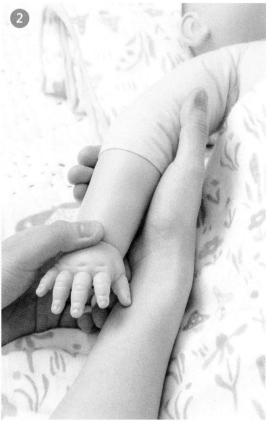

手臂部動作 6：手腕旋轉親揉式

1. 一手握住寶寶的手腕，以大拇指按揉寶寶的手腕。

2. 一手握住寶寶的手，另一手以拇指食指呈 C，來回滑揉寶寶的手腕。

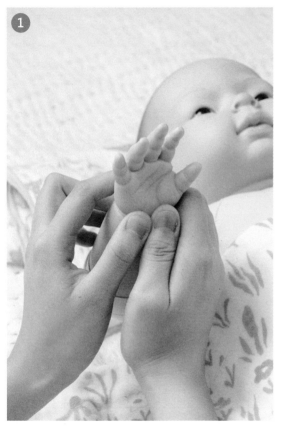
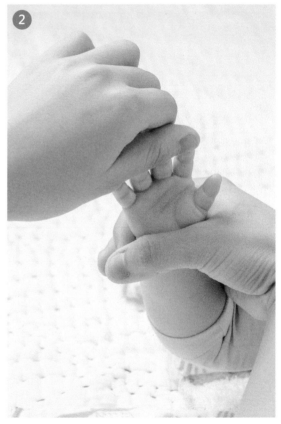

手臂部動作 7：手背擦揉式

　　一手托著寶寶的手掌

　　另一手緩緩擦過寶寶的手背。

　　一手托著寶寶的手掌

　　另一手緩緩按壓寶寶的手背。

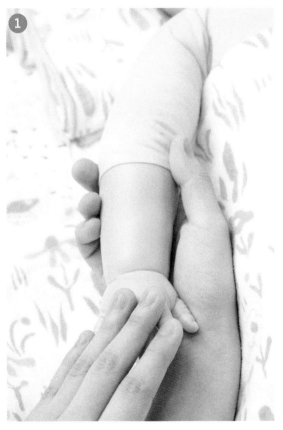
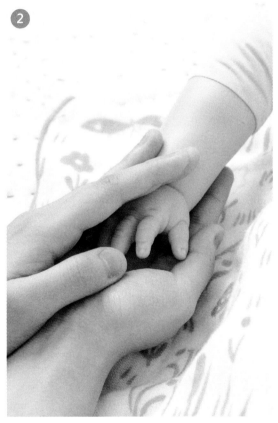

手臂部動作 8：手指轉揉式

一手握住寶寶的手腕另一手以拇指及食指揉轉每一根指頭

揉轉完再往外輕拉

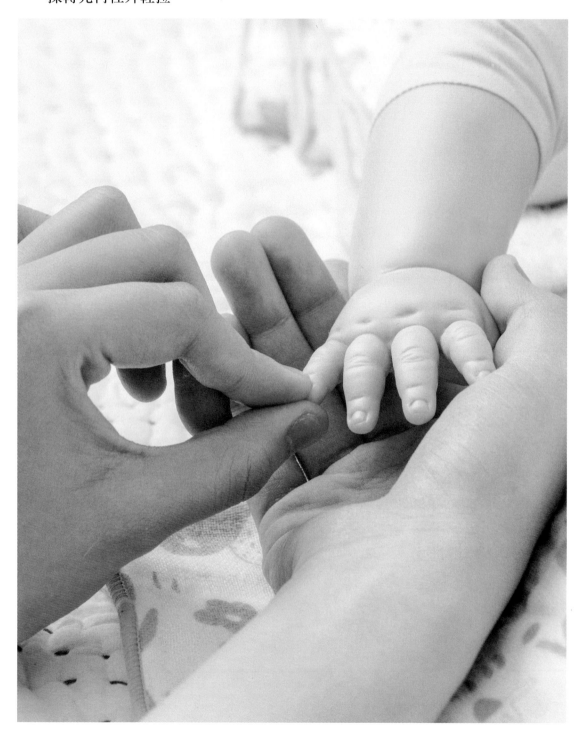

手臂部動作 9：手臂伸展式

握住嬰兒雙臂，向上抬、貼近耳朵。上下操作數次。

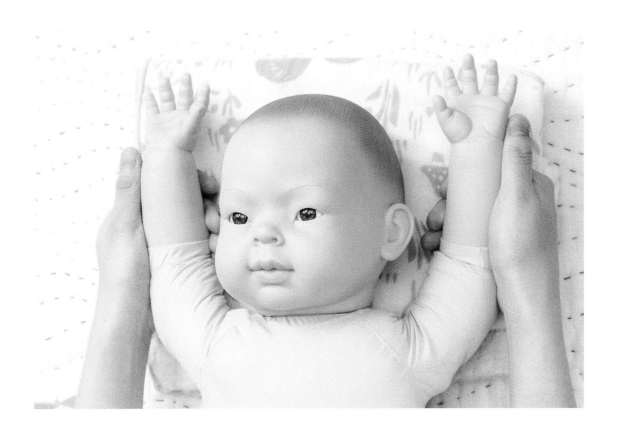

七、臉部按摩

  1. 親笑式

  2. 額頭安撫分推式

  3. 眉心安撫分推式

  4. 鼻翼安撫滑推式

  5. 嘴唇安撫分推式

  6. 臉頰扇形輕撫式

  7. 淋巴腺安撫滑式

臉部動作 1：親笑式

雙手置於寶寶臉部，手指可露出指縫

雙掌由額頭滑開至耳朵，拇指從下巴處沿臉的輪廓往外推壓，至耳垂處停止
可舒緩因吸吮、哭啼及長牙所造成的不適。

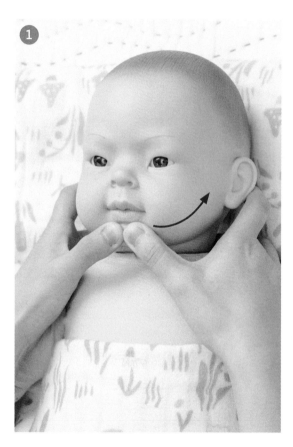
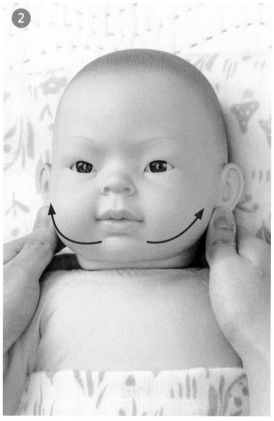

臉部動作 2：額頭安撫分推式

分推：雙手四指 or 拇指平放

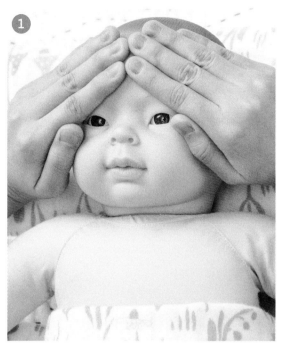 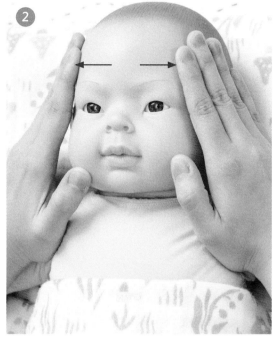

1. 在額頭中央，向兩側緩緩滑動推開

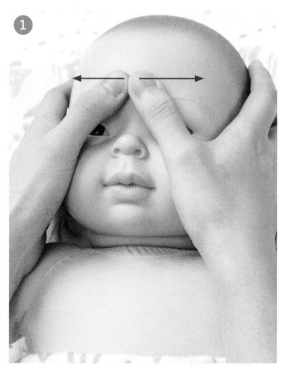 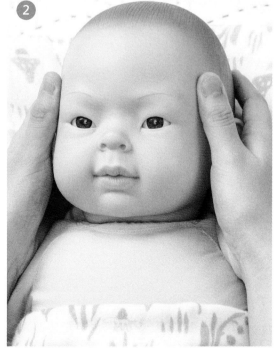

2. 直推：兩手大拇指指腹自眉心交互推至前髮際。可緩解感冒、發熱、頭痛

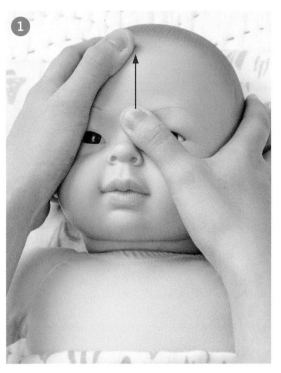
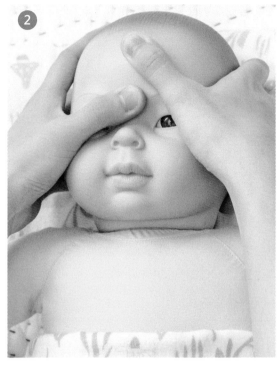

臉部動作 3：眉心安撫分推式

雙手拇指點按眉心，分推至眉尾、太陽穴至太陽穴後，可再加上輕揉

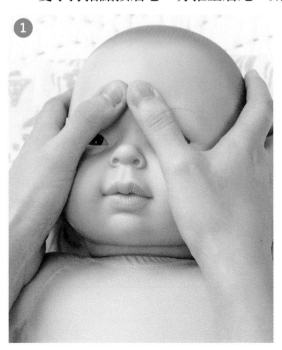
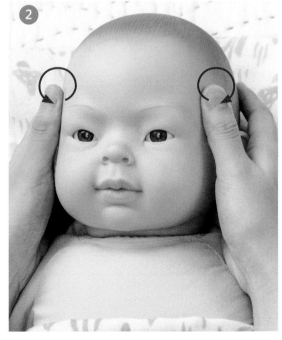

臉部動作 4：鼻翼安撫滑式

　　雙手的拇指放在鼻樑的兩側往鼻翼方向滑推而下

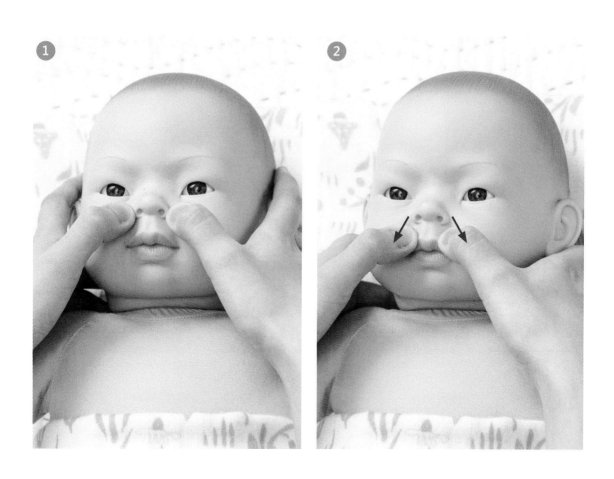

臉部動作 5：嘴唇安撫滑式

1. 雙手拇指按壓寶寶的人中，先向外滑開再回。

2. 雙手拇指按壓寶寶的嘴角，先向外滑開再回。

3. 雙手拇指按壓寶寶的下唇中央，向外滑開致嘴角，

有助於緩解牙齒生長的疼痛。

（同乾式按摩唇部）

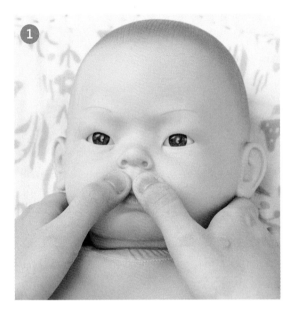
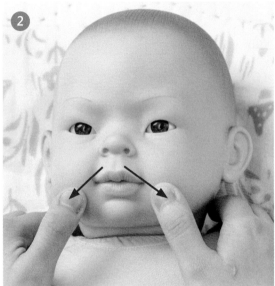

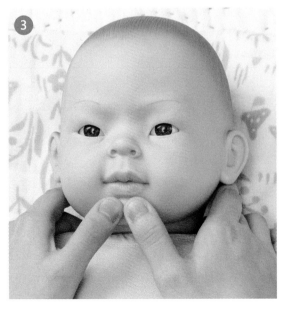
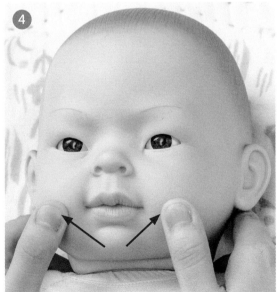

臉部動作 6：臉頰扇形親撫式

　　雙手的食指、中指在寶寶的兩頰旋推數次。

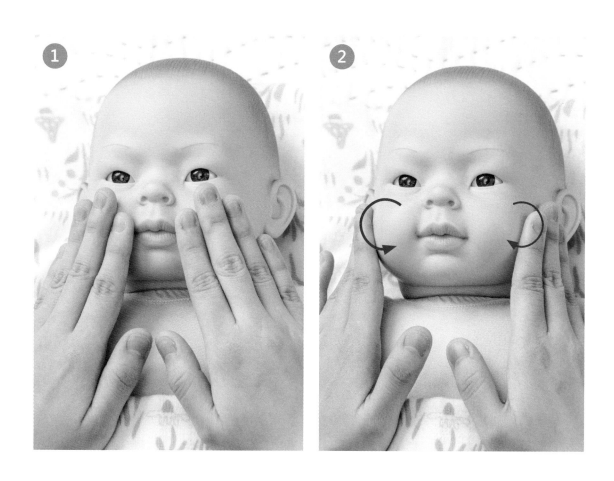

臉部動作 7：淋巴安撫滑式

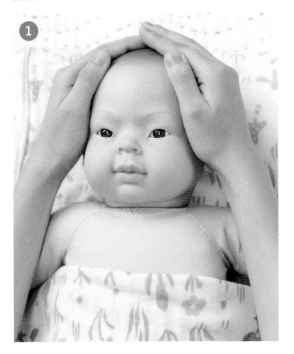

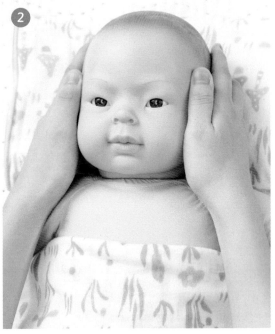

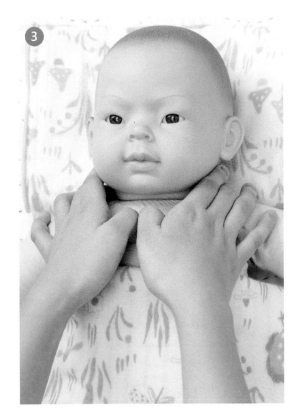

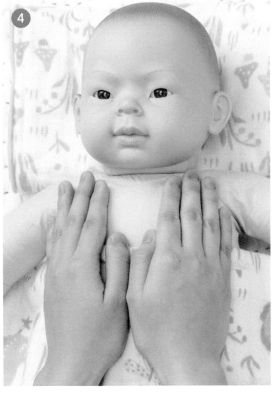

八、背部與臀部按摩

背部：羽毛滑掃式、手掌來回摩擦式、安撫分推法、安撫旋推法、安撫梳式法

臀部：安撫旋推法

背部動作 1：羽毛滑掃式

1. 一手輕按固定寶寶臀部

另一手用掌擦的手法由頸部→滑按到臀部

2. 一手輕提寶寶腳踝

另一手以掌擦的手法由頸部→滑按到腳踝

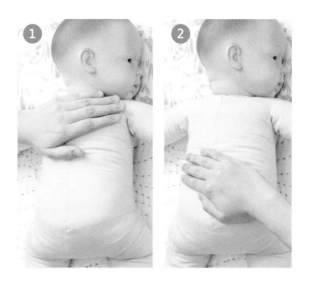

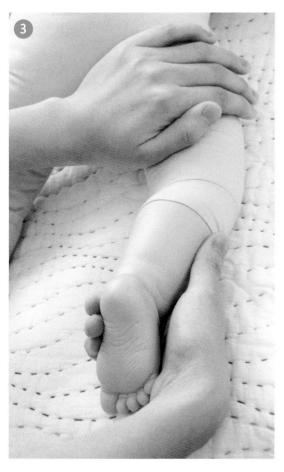

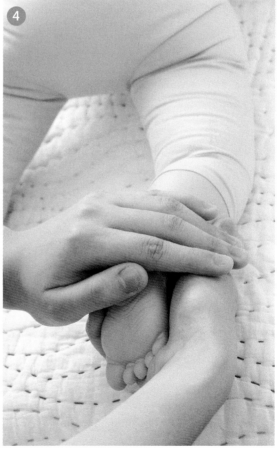

背部動作 2：手掌來回摩擦法

寶寶俯臥

一手置於右背、一手左背

雙手上下相反交錯按擦

方向：上背→臀部

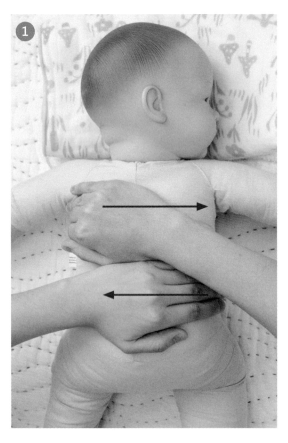 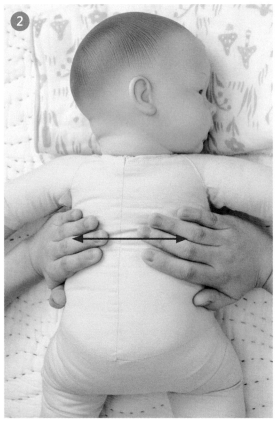

背部動作 3：安撫背部分推法

拇指指腹分別由中央向兩側輕輕撫摸

從肩部處移至尾椎，反覆 3-4 次。

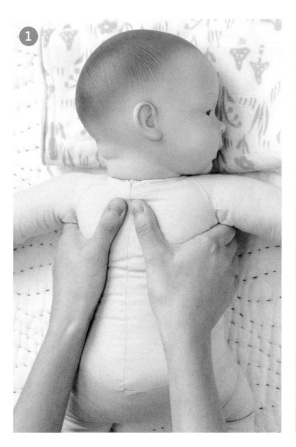

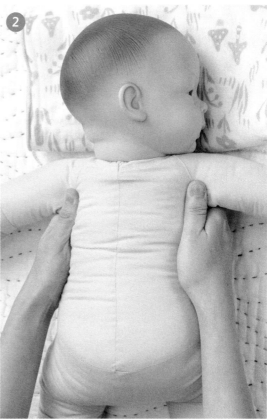

背部動作 4：背部安撫旋推法

雙手併攏 - 右肩胛→右下背

左肩胛 - 左下背

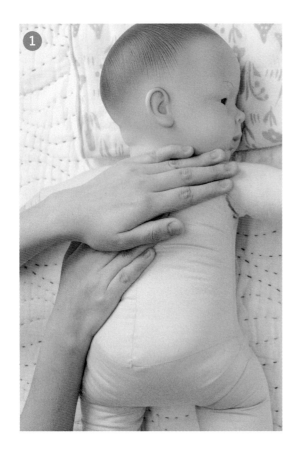 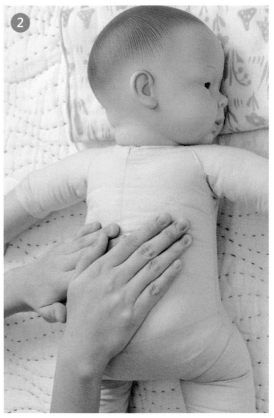

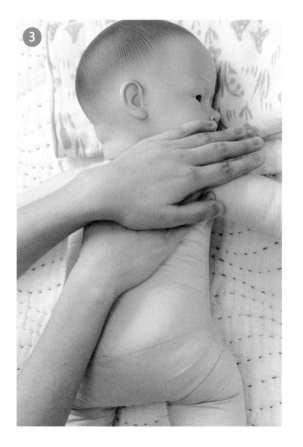

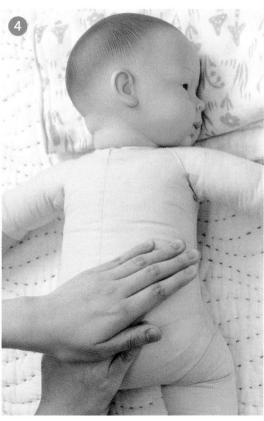

背部動作 5：安撫梳式法

　　手作成梳子的形狀以指腹自背部上往下梳理

　　一開始須有點力道漸減輕力道

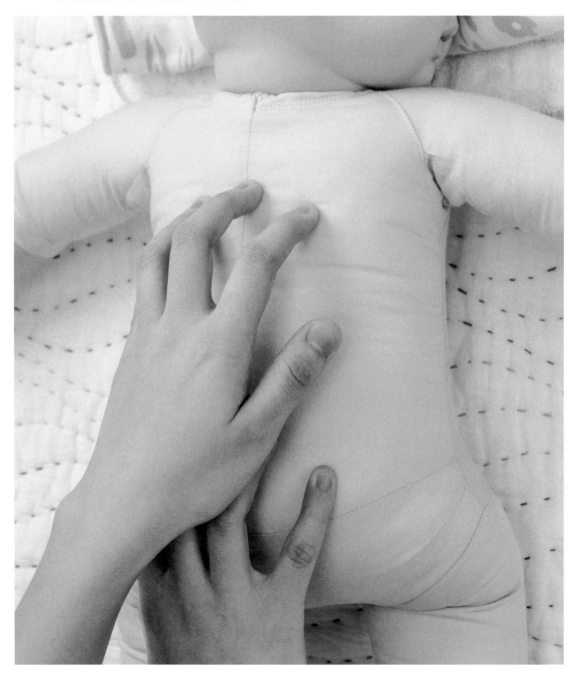

臀部動作：臀部畫 8 字安撫法再由臀部外側向中心撥回，換邊操作

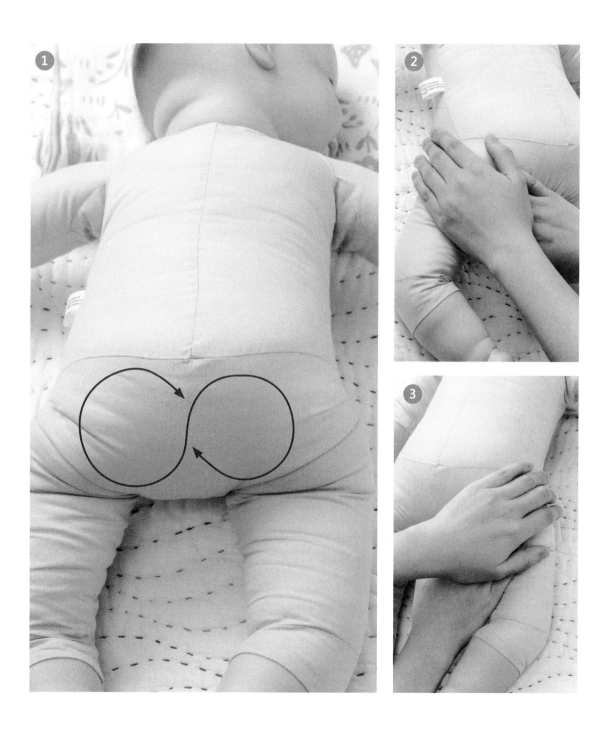

嬰幼兒按摩就是按摩者以舒服、愉快的心情來操作，被按摩的嬰幼兒也舒服、愉快如同遊戲的享受。

按那兒？按多久？完全沒有制式的章程，寶寶舒服的接受是最重要的！

按摩過程的享受，是親子之間的親密甜蜜時光與美好的過程。

拾壹、幼兒成長按摩

成長痛是什麼？

家長要注意，當小孩說關節痛的時候，要儘快帶孩子就醫，以釐清關節痛的原因。孩童關節痛的原因，有良性的兒童生長痛及其他病理性關節痛。

一、兒童生長痛

所謂兒童生長痛大多發生於四至十二歲，這時期孩童所產生的「關節痛」，是兒童生長痛的可能性較大。

生長痛是兒童成長發育的正常現象，痛點大多出現於下肢部位，尤其是大腿前側、小腿肚、或膝蓋的後方，有少數的疼痛點在腹股溝的位置。這種疼痛的來源並不是從骨頭產生的痛，而是像肌肉等軟組織的疼痛。

這種疼痛發生的時間大多是短暫的，而且在夜晚出現，一陣一陣的。通常來自雙腳，左右腳不一定，睡醒以後，痛感便會改善甚或消失。

一般的兒童生長痛有幾個特徵：

1. 疼痛是間歇性的，幾乎只在夜晚發生。
2. 只發生在下肢，不會影響關節。
3. 疼痛位置沒有腫脹、局部發熱、或起疹子等發炎症狀。
4. 一般痛楚發生不會超過 12 小時。
5. 身體其他部位並無發生不適的症狀。

兒童生長痛的誘發因子包括：

1. 過度活動後（如學校激烈的體育課程後）。
2. 天氣變化或夜間著涼。
3. 上呼吸道的感染；尤其是病毒感染後。

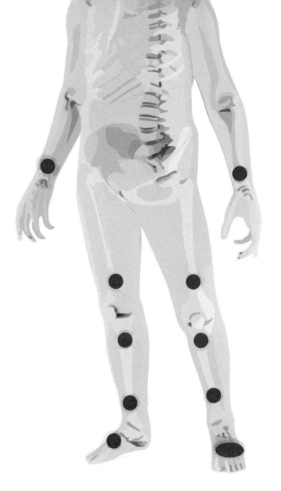

4. 體質因素，如有過敏體質的兒童，易有生長痛的發生。

5. 骨骼生長迅速時，而四肢長骨周圍的軟組織如神經、肌腱、肌肉生長相對較慢，因而產生牽扯痛。

6. 代謝產物堆積：過度活動，酸性代謝物堆積，造成肌肉痠痛。

7. 脛骨內彎：幼兒時因小腿脛骨較彎曲，造成代償性的膝關節外翻。若無適時矯正，腿部肌肉為了關節穩定，持續保持緊張狀態，便會出現疼痛。

兒童生長痛（成長痛容易發生的位置如圖）屬於自然生理現象並不會影響健康，所以不需特別就醫，最重要的是及時與足夠的休息，這個階段，不要勉強孩童做過多的運動。家長可用熱毛巾熱敷孩童的疼痛部位，或攝取足夠的維生素 C，幫助舒緩，此外，在孩童不疲勞時，鍛鍊腿部肌力，自然矯正脛骨內彎。

一般情況，孩子到十四歲以後，生長痛便會漸漸消失，不需過度擔憂。

二、成長痛按摩建議精油配方

隨著時間，幼童的免疫系統建構會逐步趨於成熟，成長疼痛也可能會在小孩的成長過程中發生，直到 15 歲成熟為止。

此階段幼童的關節與肌肉較易發生疼痛，尤其在夜間睡眠前容易發生，在對幼童施予按摩舒緩時，若能搭配適合的精油，對於改善或緩和成長疼痛是有助益且安全的。

對於孩童緩解成長痛的建議辦法有三種：

(1) 進行適當的按摩

(2) 睡前泡澡或熱敷四肢關節

(3) 使用和緩肌肉的精油

建議可搭配使用的精油如下：

◎樺樹精油：具溫熱感可快速地讓肌肉感到放鬆不緊張，是極溫和的精油。

◎薑精精油：舒緩成長的疼痛，化瘀止痛，配合局部按摩更佳。

◎薰衣草精油：成長的疼痛常於夜晚出現令小孩無法入睡，薰衣草精油具鎮定並緩和情緒減少哭鬧幫助睡眠。

◎檸檬精油：具涼感可快速散熱疼痛的關節與肌肉放鬆休息不緊張，是極溫和的止痛良方精油。

◎尤加利精油：具涼感讓疼痛的局部不會紅腫，其清涼感可讓小孩因哭鬧而引起鼻塞狀況的舒緩。

除上述之外，家中孩童面臨成長痛困擾時，會有不同的情緒或生理反應，可依不同狀況，搭配適合的複合配方精油進行按摩，緩解不同成長痛階段反應，建議使用精油配方如下：

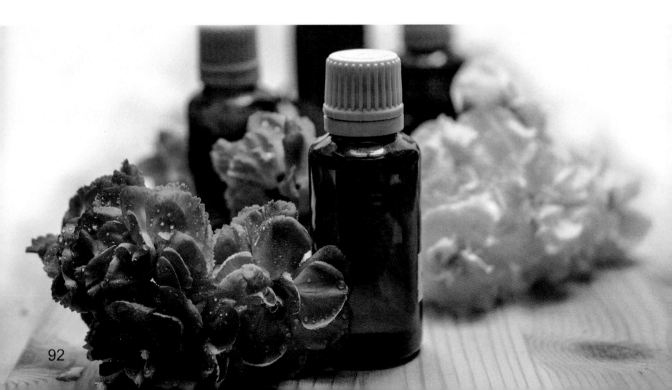

1. 疼痛難耐時：建議使用：樺樹精油3滴＋薑精油1滴＋薰衣草精油1滴加入5ml身體乳液中輕按局部疼痛之部位再入眠。

2. 預防性：檸檬精油3滴＋薑精油1滴＋薰衣草精油1滴加入5ml身體乳液中塗抹疼痛局部之部位早晚一次。

3. 哭鬧不止時：尤加利精油3滴＋薑精油1滴＋薰衣草精油1滴滴入熱水杯中吸入再輕按局部疼痛之部位。

三、幼兒成長按摩

在按摩之前，可以先泡一下熱水澡，舒緩肌肉的緊張與疼痛的感覺，按摩效果會更好。

1. 放鬆：按摩一開始在腰臀部做伸展的動作

動作 1

雙手扶住臀部由腰椎往外伸展

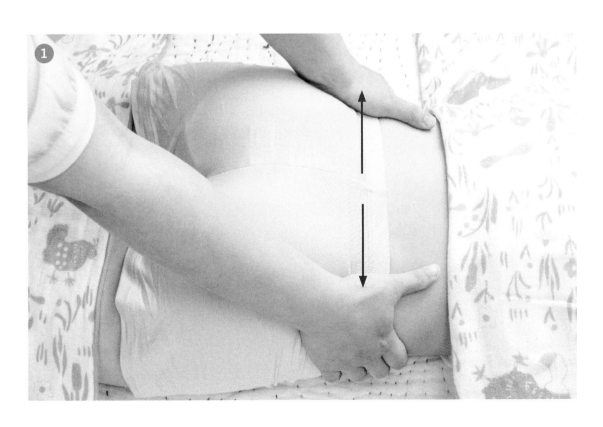

動作 2

　　一手在臀下方與大腿交接處，一手在對角線臀上方，同時做伸展的動作，換邊操做。

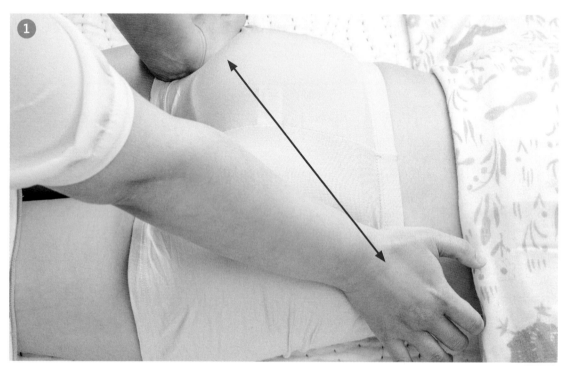

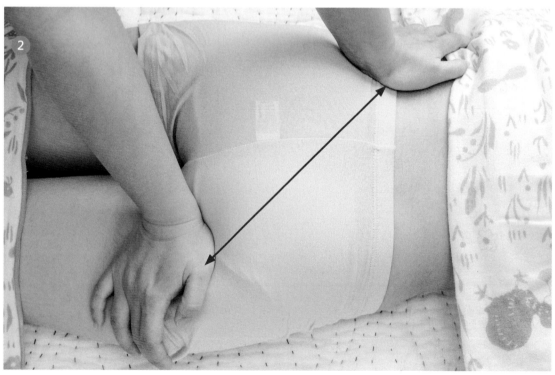

2. 臀部按摩：

動作 1

雙掌跟在坐骨的位置往上推揉

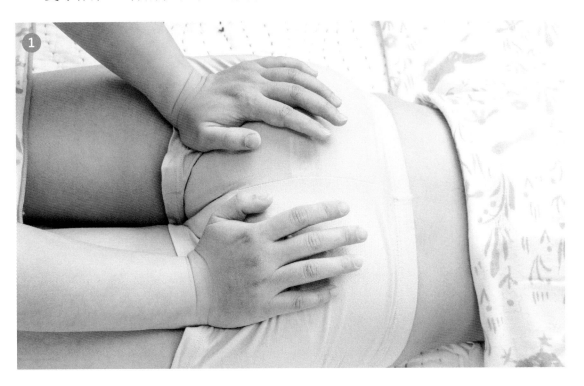

呈上動作，往上柔推至臀部上方

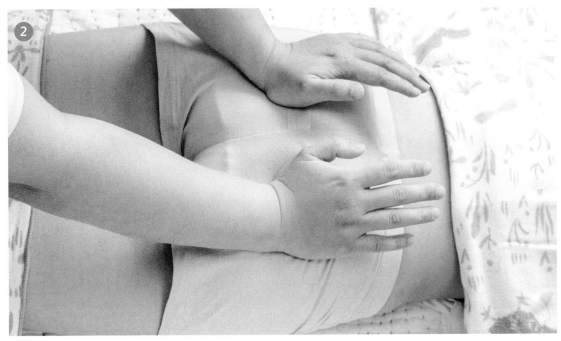

動作 2

　由坐骨到臀部側面處畫圈輕柔，換邊操作。

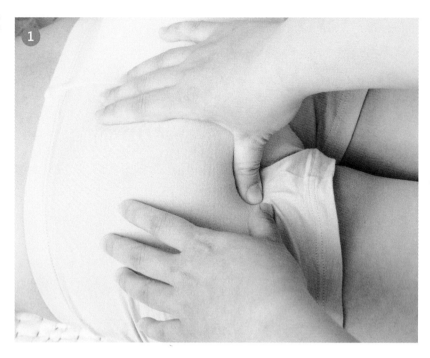

動作 3

　由腿部往臀部的微笑線用拇指往上推提，換邊操作。

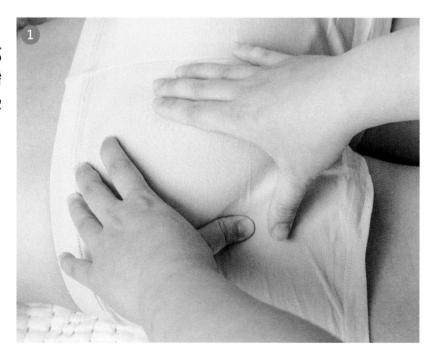

3. 腿部按摩

動作 1：

面向腿部雙掌輕握，作相對肌肉橫向伸展

由大腿至小腿腳後跟來回操作，換邊操作。

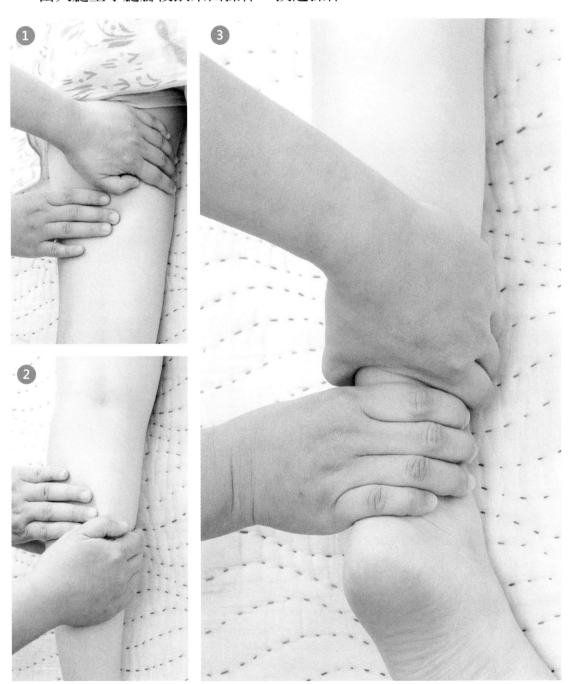

動作 2
　在腳後跟兩側作抓拿揉捏

動作 3
　腿部推撫放鬆，由小腿推撫至臀部下方，再由外側回到起點。重複操作然後換腳操作。

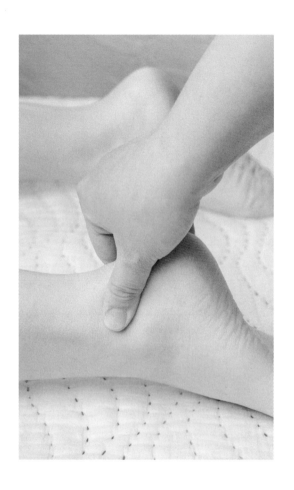

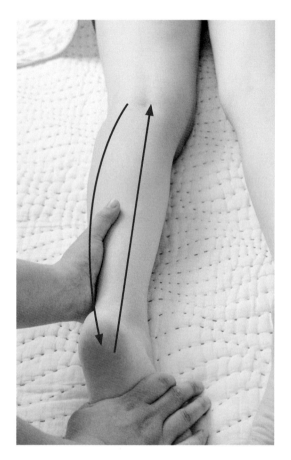

動作 4

由腳後跟指壓至坐骨位置

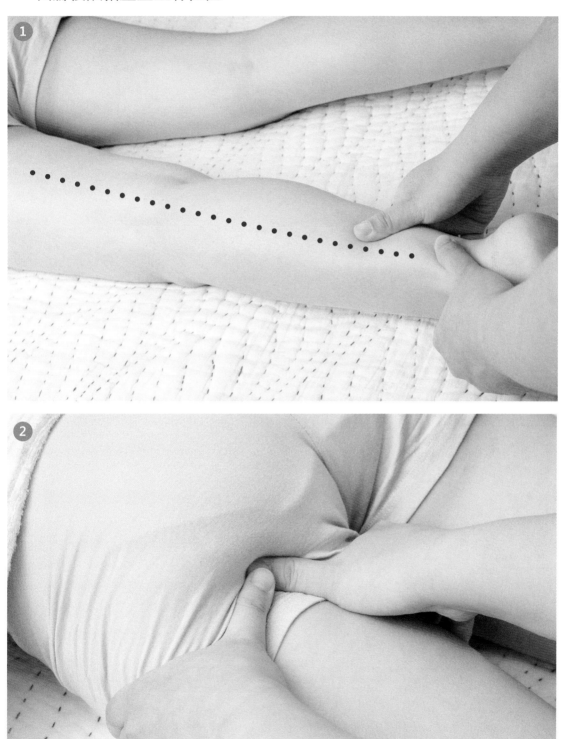

動作 5

呈上動作之動線又指滑手法按摩

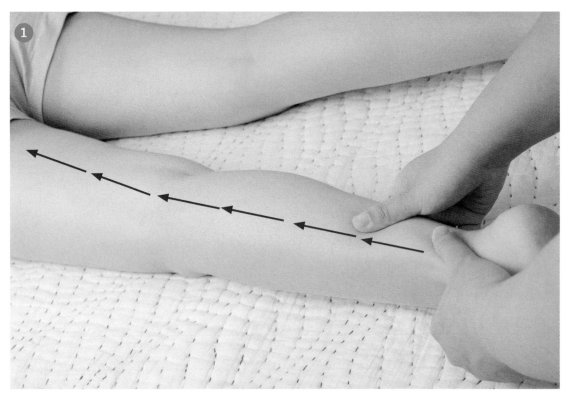

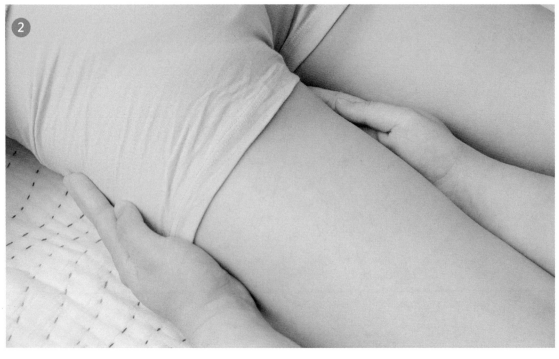

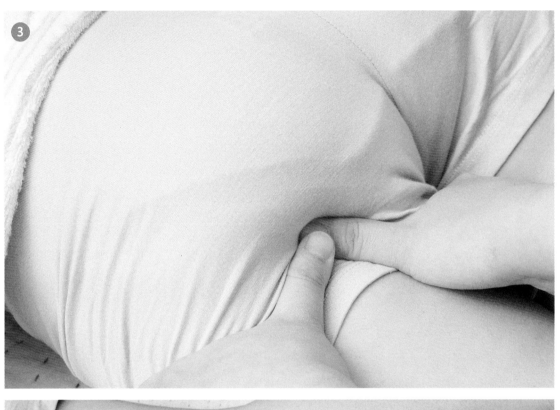

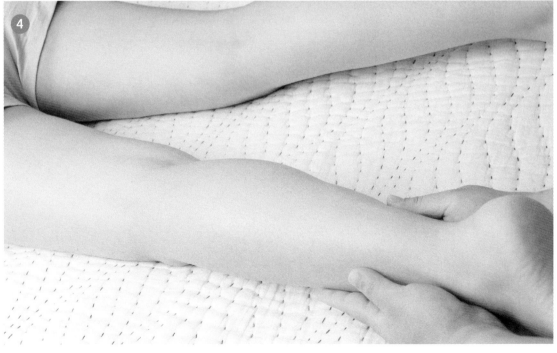

動作 6

　腳後跟及腳掌按摩，手呈 C 在腳後座握－托上的動作數次。再腳掌做指壓的動作

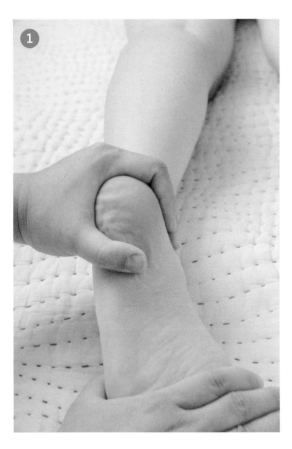

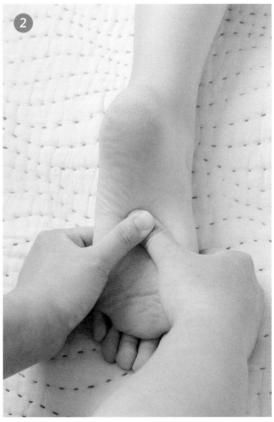

動作 7

將小腿彎曲，來回按摩脛骨及周圍肌肉。

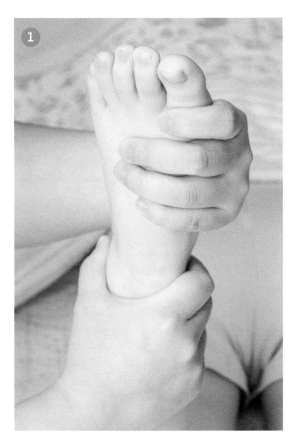 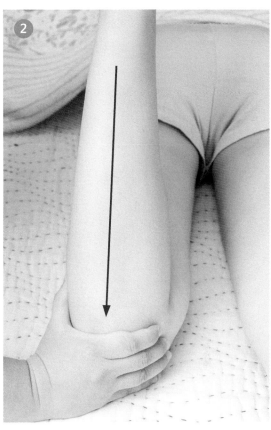

動作 8

運動法，轉動腳踝。

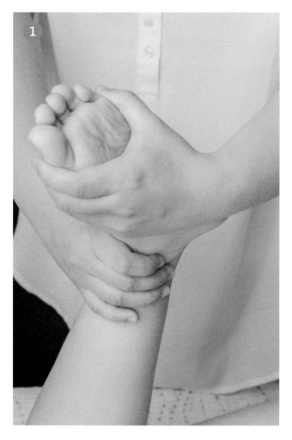
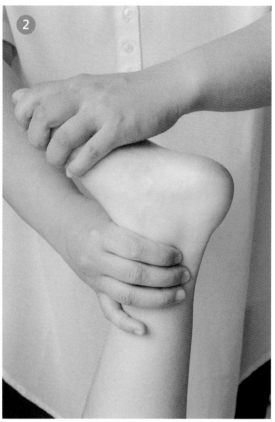

動作 9

運動法，雙小腿彎曲往臀部的地方伸展。

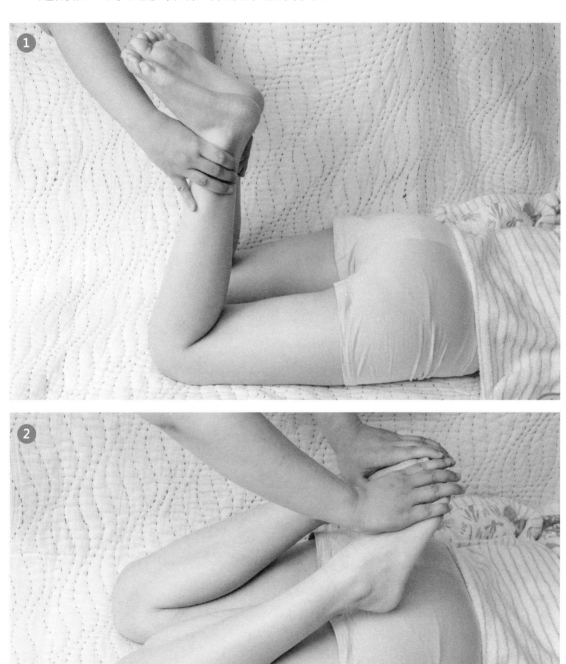

動作 10

足裸摩擦，雙手捧起腳掌在側摩擦

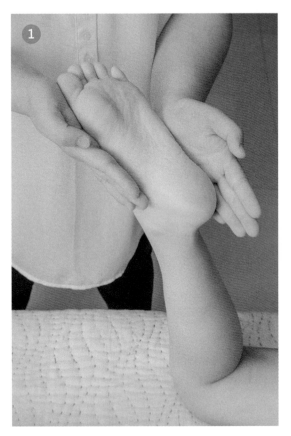 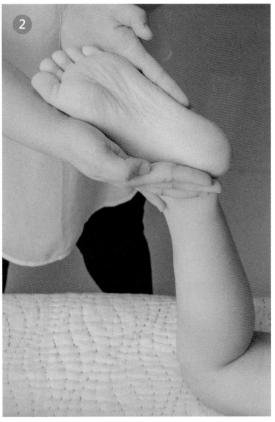

動作 11

全腿掌壓，由腳掌至臀上部。

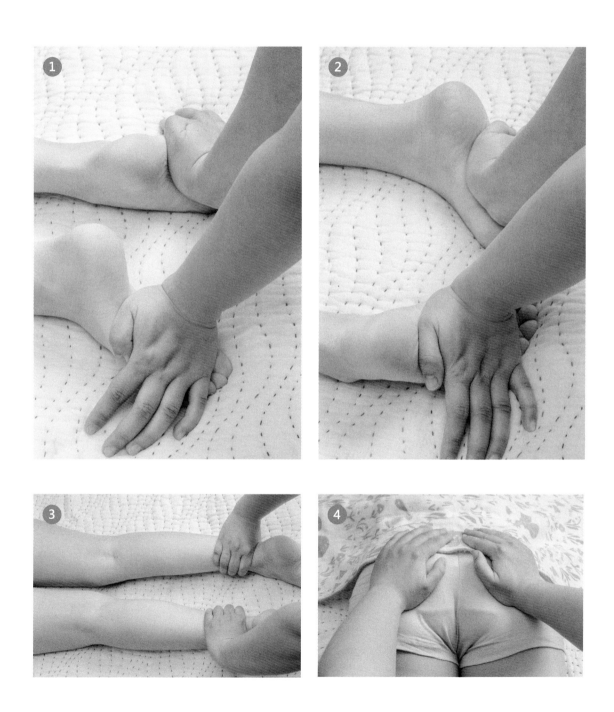

動作 12

臀部髖關節舒緩

以指捏的方是順著臀部外側位置捏揉，換邊操作。

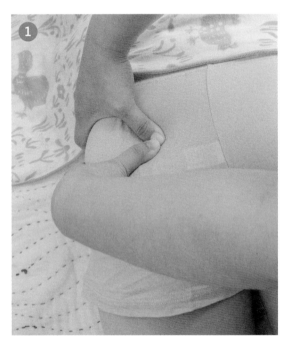 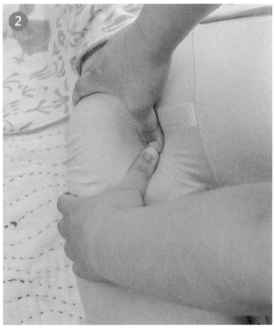

動作 13

雙手握住踝關節顫動放鬆。

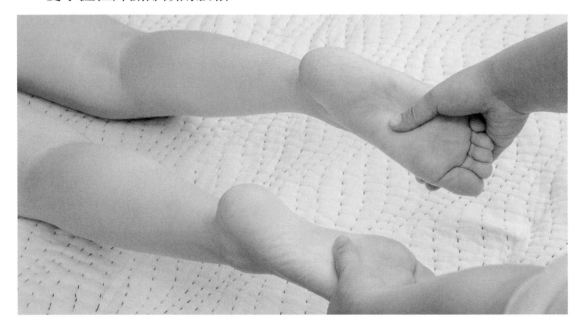

動作 14

由臀部梳至滑腳指，重複數次，換邊操作。

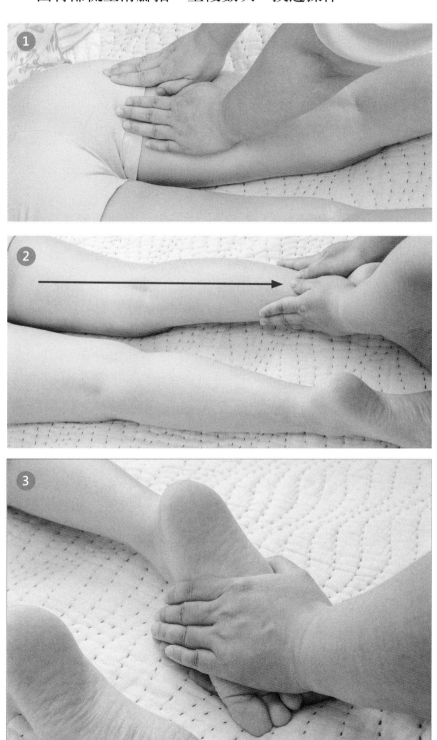

促進孩童身心健全的成長，父母在生活中可以安排與小孩的按摩時間，可以幫助孩子促進身體健康之外，增進親子情感與對孩子心靈成長也都很有幫助。

父母與孩子透過身體的接觸，會產生快樂與幸福感的荷爾蒙，誘發出快樂的氛圍及情緒，讓親子之間可以產生信賴與安定感，讓雙方都能放下壓力、情緒放鬆。

只需每天 10 分鐘，安排一堂「親子按摩時光」，利用本書的按摩手法示範，藉由父母溫柔的雙手，增加親子間的肌膚之親、情感交流，舒緩小孩成長過程中的生理疼痛與心理壓力，對於人格、情緒發展、免疫力等，都能產生正向的助力哦！

不要用「忙碌」作為藉口，更不是媽媽才能做，爸爸也一起參與，這樣的家庭感情才會更加緊密。

拾貳、UACA 嬰兒按摩芳療訓練師國際證照

澳洲對於學齡前兒童的照護非常用心且多元，其一是利用社區活動，教育新手父母的養育知識，進而保護兒童，營造更佳的成長環境。可以促進嬰幼兒的身心健康、快樂與避免精神、情緒性問題發生的機會，因此，在嬰幼兒的照護成效聞名世界。

本書推廣的嬰幼兒成長按摩，也是借鏡於澳洲的嬰幼兒照護經驗，是一項能提升親子關係嬰兒關係發展的橋樑，也隨著嬰幼兒按摩成果受到越來越多的自然保健團體認同，更多國家的育嬰與幼教員也樂於接受相關專業培訓，未來也希望能落實於台灣的嬰幼兒照護中。

因此，藉由澳洲UACA（全球芳療諮詢師協會），2015 年所開始推動的「嬰兒按摩芳療訓練師」國際證照認證機制，在台灣進行推廣，建立完整的認證流程與方式，讓有志投入嬰幼兒按摩專業的人，得到國際性專業證照。

一、UACA 嬰兒按摩芳療訓練師認證機制

UACA 是在澳洲登記的健康芳療認證營運事業，源於一群熱衷且推崇芳香療法的專業團隊所組成的是 GHASC 聯盟架構之下，負責掌管其全球營運，推動芳療照護相關教育課程。

而目前在台灣，除了知名的「UACA 國際芳療師證照」認證之外，現階段重點工作，就是「UACA 嬰兒按摩芳療訓練師」認證的推動作業。

認證機制，乃依據「UACA 嬰兒按摩芳療訓練師」澳洲認證模式，分為學科及術科兩大單元，學科測驗包括選擇題及問答題，術科為嬰幼兒按摩手技操作測試，學、術科測驗均合格者，發放「UACA 嬰兒按摩芳療訓練師」證照。

UACA 為了鼓勵取得嬰兒按摩芳療諮詢師證照，及進一步與澳洲美容教育接軌，培育有志精進相關專業的人員，取得「UACA 嬰兒按摩芳療訓練師」認證者，即可具備申請至澳洲 UACA 聯盟相關教育組織進修的資格或取得證照後赴澳洲昆士蘭按摩學院 (MSQ) 留學，更進一步取得澳洲四級證書。

（一）學科測驗流程

學科測驗的出題方向包括「嬰幼兒生理學」、「芳療於嬰幼兒按摩應用」及「嬰幼兒按摩技術」等三大類。

測驗題型包括選擇題及問答題，選擇題佔 60% 的分數，考題為單選題，題數為 20 題，每題 3 分，共 60 分

而問答題佔 40% 的分數，題數為 4 題，每題 10 分，共 40 分

學科測驗時間為 60 分鐘，總分為 100 分，合格分數為 60 分。

（二）術科測驗流程

術科測驗時間共 10 分鐘，評測詳細說明，請見下表說明：

評測標準說明如下，提供應試者參酌，調整及注意每一操作步驟的重點。

	術科測驗辦法與評分說明	
項目		內容
嬰幼兒按摩手技 100%	測驗流程	**考場就位**　　　　**工作前準備**　　　　**按摩手技解說** 1分鐘　➡　1 分鐘　➡　8分鐘
	測驗項目	按摩部位:(五抽一) 展示按摩手法八分鐘 (含一邊操作一邊解說) 1. 嬰兒乾式按摩 2. 嬰兒腿部與腳啣按摩 3. 嬰兒腹部與胸按摩 4. 嬰兒臉部與手按摩 5. 嬰兒背部與臀部按摩
	測驗時間	共 10 分鐘(含工作前準備 2 分鐘,按摩手技 8 分鐘)
	術科總分	100 分
	評分項目	1.工作前準備(10 分)
		2.全程對寶寶的保護(20 分)
		3.手法的展示(70 分)

評審內容			配分	合計
檢定項目：嬰兒按摩手技 100%	(一) 工作前準備	1.鋪床平整與頭手足覆蓋	2%	10%
		2.考題部位露出的正確度	2%	
		3.事先將油倒在缽內	2%	
		4.選用適合之按摩油	2%	
		5.服裝儀容與儀態是否放鬆愉悅	2%	
	(二) 全程對寶寶的保護	1.對待寶寶的過程溫柔輕慢	5%	20%
		2.按摩過程中，除按摩部位其他部位都有維持溫暖（毛巾覆蓋）	5%	
		3.按摩時是否換位時會令寶寶感到不安	5%	
		4.按摩油一次塗足量不會產生皮膚過度摩擦	5%	
	(三) 手法的展示	1.手與皮膚的觸感度	10%	70%
		2.力道的撫觸性與輕柔度	10%	
		3.手技的連貫性與熟練度	10%	
		4.依正確方向施作	10%	
		5.運用指腹力量施力	10%	
		6.手技運用(指腹與指運用)正確性與適宜性	10%	
		7.展示五種以上之不同手法	10%	

（一）2015 年學科測驗題目

■Choose the correct answer.（60%）選擇題（每題 3 分共 60 分）

(4) 1. 嬰幼兒按摩在心理社會方面何者爲是 (1) 情緒穩定 (2) 減緩情緒壓力 (3) 增進親子關係的親密 (4) 以上皆是。

(1) 2. 嬰幼兒按摩在技能方面何者爲非 (1) 幫助寶寶早日站立 (2) 觀察寶寶的能力：身體、表情等肢體語言 (3) 父母與嬰兒溝通的能力 (4) 增進父母養育寶寶的自信心。

(4) 3. 嬰幼兒按摩前的準備在環境上須具備條件何者爲非 (1) 固定的角落？讓寶寶有預期的安全感 (2) 面積愈大對寶寶的良性刺激愈多 (3) 棉質軟舖 + 防水尿布墊 (4) 室溫：最好在攝氏 20~30 度左右按摩時暫閉門窗，以免按摩後受寒。

(2) 4. 嬰幼兒按摩前的用品準備須具備條件何者爲非？

(1) 玩具等，可使情緒穩定的物品 (2) 噴霧器保持空氣濕潤 (3) 尿布、紙巾、更換的衣服、按摩油等 (4) 長浴巾（尤其六個月以內的嬰兒）。

(1) 5. 按摩油是常用的介質，使用按摩油的目的主要是 (1) 減少肌膚與手掌造成不適的摩擦 (2) 癒合皮膚傷口 (3) 加強肌肉活性 (4) 達到更好的放鬆。

(1) 6. 寶寶 0~3 歲最需要按摩，每天都進行幾次，持之以恆

(1) 1~2 次 (2) 1~1 次 (3) 1~3 次 (4) 1~4 次。

(4) 7. 相同的手法，在不同的施行速度與節率下，可能造成 (1) 一樣的效果 (2) 更加鎮定 (3) 消除疲勞 (4) 完全相反的效果。

(1) 8. 擠壓法所產生擠壓的動作，是發自 (1) 上下擠壓 (2) 環旋轉 (3) 左右推擦 (4) 靜止性用力。

(2) 9. 嬰幼兒按摩何時不宜按摩 (1) 溫柔流暢，力道須寶寶感覺不疼不癢 (2) 做完後皮膚微微發紅哭鬧是正常現象幾次後就會適應 (3) 有皮膚病的嬰兒禁止給予按摩，以免皮膚病的擴散和惡化 (4) 不要強迫寶寶採一樣的姿勢，融入遊戲中更好只要寶寶喜歡，就是正確的按摩。

(1) 10. 嬰幼兒按摩何時不宜按摩 (1) 注射疫苗後 2 天內勿按摩 (2) 睡覺

前不宜按摩 (3) 與進食時間錯開：最好進食後 1-2 小時不宜按摩 (4) 疲倦想睡覺時不宜按摩。

(3) 11. 一般而言，按摩時需把人體組織約略分爲幾層 (1) 一層 (2) 兩層 (3) 三層 (4) 四層。

(4) 12. 施行深度與壓力 (Depth and pressure) 按摩時人體組織約略分爲 (1) 皮膚 (2) 皮下組織層 (3) 肌肉層、與骨骼層 (4) 以上皆是。 按摩時多施行於前兩層，依施予壓力的不同，影響組織的深度亦不同。

(4) 13. 嬰幼兒按摩順序何者爲是 (1) 先由一個部位開始：由寶寶願意被撫摸的部位開始，通常背部、腿部寶寶較接受 (2) 剛開始或出生兩個月之內：簡單按摩臉部、四肢與背部 (3) 慢慢再增加另一個部位的按摩 (4) 以上皆是。

(1) 14. 選擇按摩油原則何者爲非 (1) 具甜美的香氣令寶寶放鬆 (2) 乾爽、無味、不敏感 (3)100%天然植物油（有營養，滋潤效果長） (4) 冷壓、無香味（量較少，營養保留）

(1) 15. 不同按摩手法有 (1) 相同的動作方向 (2) 不同的動作方向 (3) 任意的動作方向 (4) 以上皆是。

(4) 16. 嬰幼兒按摩的主要目的何者爲錯 (1) 肌肉的放鬆 (2) 強化皮膚的觸感 (3) 刺激四肢的小肌肉生長 (4) 減少乳酸的堆積。

(3) 17. 要促使局部淋巴回流，用何種手法效果最大 (1) 運動法 (2) 按壓法 (3) 擠壓法 (4) 揉捏法。

(4) 18. 按摩的臨床應用 (1) 幫助局部 (2) 全身性放鬆 (3) 減輕疼痛 (4) 以上皆是。

(4) 19. 按摩的臨床應用何者爲非 (1) 減緩肌肉組織的傷害 (2) 減緩肌腱組織的傷害 (3) 減緩韌帶組織的傷害 (4) 減緩蜂窩組織的傷害。

(2) 20. 嬰幼兒按摩腿部的手法何者爲非 (1) 親撫式 (2) 揉按式 (3) 擠壓旋轉式 (4) 握擠式之按摩。

■Please write the correct answer 問答題 40%

（一）What is the direction of change and development in the development process? 10%

嬰幼兒發展過程中，其改變發展的方向，請簡述之？

ANS：

（二）What are the benefits of infant growth massage for young children？？10%

嬰幼兒成長按摩對幼童的益處？

ANS：

（三）Novice mothers, what kind of essential oils can be used moderately due to the onset of the newborn and

the anxiety of anxiety.Relieve anxiety? 10%

　新手媽媽，因新生兒的降臨，產生焦慮不安的憂鬱時，可適度使用何種精油緩和焦慮？

ANS：

（四）What is the development of nervous system function? And explain the examples。10%

　請選兩項簡述神經系統機能的發展方面？並說明舉例

ANS：

■Choose the correct answer. (60%) 選擇題（每題 3 分共 60 分）

(1) 1. 選擇按摩油原則何者爲非 (1) 具甜美的香氣令寶寶放鬆 (2) 乾爽、無味、不敏感 (3) 100% 天然植物油（有營養，滋潤效果長） (4) 冷壓、無香味（量較少，營養保留）

(2) 2. 不同按摩手法有 (1) 相同的動作方向 (2) 不同的動作方向 (3) 任意的動作方向 (4) 以上皆是。

(2) 3. 親撫式以主 (1) 平行肌肉方向爲主 (2) 直行方向爲主 (3) 橫行肌肉方向爲主 (4) 反行肌肉方向爲主。

(1) 4. 成長按摩法以藉由搓、揉、擠、壓能將 (1) 放鬆肌肉及活化神經系統 (2) 平行肌肉拉長 (3) 橫行肌肉拉軟 (4) 垂直肌肉拉筋。

(4) 5. 嬰幼兒成長按摩技術的要素 (1) 動作方向 (direction) (2) 施行深度與壓力 (Depth and pressure) (3) 速度及節率（rate and rhythm） (4) 以上皆是。

(4) 6. Massage（按摩）起源一說，源於拉丁文字根massa，意指 (1) 觸摸、擠壓 (2) 推揉、指揉 (3) 按與輕撫的意思。(4) 以上皆是 的意思。

(1) 7. 嬰幼兒按摩（Infant massage），何者正確 (1) 對初生嬰兒施以輕撫按摩的保健手法。(2) 對初生嬰兒治療睡眠的按摩的保健手法。(3) 對初生嬰兒治療皮膚病的按摩的保健手法。(4) 以上皆是

(2) 8. 按摩的禁忌與注意事項何者可按摩 (1) 有急性感染或發炎的情形 (2) 疲勞者 (3) 敗血性關節炎 (4) 蜂窩性組織炎。

(1) 9. 嬰幼兒進行按摩的過程以下非嬰幼兒按摩的益處： (1) 抗菌：預防皮膚的感染 (2) 放鬆在有壓力時，幫助嬰幼兒放鬆、維持穩定，可以形成壓力釋放的模式 (3) 傾聽－幫助嬰幼兒能被傾聽 (4) 反饋－父母也在過程中獲得滿足與自信。

(1) 10. 以下說明何者爲正確： (1) 所謂生理發展就是「身體發展生理運作的原理」(2) 所謂生理發展就是「腦部發展生理運作的原理」(3) 所謂生理發展就是「內分泌發展生理運作的原理」 (4) 以上皆是。

(1) 11. 將肢體行拉曳或伸展運動的是 (1) 運動法 (2) 屈伸法 (3) 展收法 (4) 迴旋法。

(2) 12. 要強化小肌肉強健，效果比較好的是用 (1) 瑞典握擠式 (2) 揉拉式 (3) 水流式 (4) 碰碰膝。

(4) 13. 施運動法主要的功能是 (1) 鎮靜神經 (2) 皮下消腫 (3) 加強骨骼 (4) 靈活關節。

(3) 14. 下列何種手法沒有單獨用到拇指 (1) 拇指分推式 (2) 臍部畫圓式 (3) 按腹式 (4) 水流式。

(2) 15. 可以促進腹部排氣的按摩手法是 (1) 水流式 (2) 按腹式 (3) 拇指分推式 (4) 臍部畫圓式。

(4) 16. 嬰幼兒按摩的主要目的何者爲錯 (1) 肌肉的放鬆 (2) 強化皮膚的觸感 (3) 刺激四肢的小肌肉生長 (4) 減少乳酸的堆積。

(3) 17. 要促使局部淋巴回流，用何種手法效果最大 (1) 運動法 (2) 按壓法 (3) 擠壓法 (4) 揉捏法。

(4) 18. 按摩的臨床應用 (1) 幫助局部 (2) 全身性放鬆 (3) 減輕疼痛 (4) 以上皆是。

(4) 19. 評估嬰幼兒的身體成長狀況何者爲非，(1) 可分爲體重、腰圍、頭圍三項 (2) 可分爲體重、腿圍、頭圍三項 (3) 可分爲頸圍、身高、頭圍三項 (4) 可分爲體重、身高、頭圍三項。

(2) 20. 何者爲非嬰幼兒按摩腿部的手法 (1) 親撫式 (2) 揉按式 (3) 擠壓旋轉式 (4) 握擠式之按摩。

■Please write the correct answer 問答題 40%

（一）Please briefly describe the changes in height in the development of living organisms? 10%

請簡述嬰幼兒身體發展中身高的變化？

ANS：

（二）What are the essential oils that cause
　　　photosensitivity?10％

有何精油易引起光敏性請列舉之？

ANS：

（三）Please give me the name of the two infant massage back
　　　exercises?10％

　請任舉二項嬰幼兒按摩背部手法名稱？

ANS：

（四）The human body has three different muscles: skeletal
　　　muscle,smooth muscle, and cardiac muscle. These muscles
　　　have four common points. Please briefly describe them?
　　　10％

　人體有三種不同的肌肉：骨骼肌（skeletal muscle）、平滑肌（smooth
muscle）和心臟肌（cardiac muscle），這些肌肉有 4 個共通點請簡述？

ANS：

■Choose the correct answer.（60%）選擇題（每題 3 分共 60 分）

(3) 1. 淋巴引流正確方法以下何是 (1) 骨骼接合處往下舒緩 (2) 加強四肢按摩至淋巴結 (3) 輕撫按摩由軀幹往外放鬆關節及緊繃的肌肉 (4) 由心臟中心往四肢按摩。

(2) 2. 嬰幼兒按摩中的瑞典按摩手法正確方法以下何是 (1) 雙手震顫達到深層肌肉放鬆 (2) 按摩由四肢往軀幹讓血液回流至心臟和肺部 (3) 加強皮膚彈性的按摩法 (4) 鬆動表皮與皮下組織之間排除長期水腫 不論使用何種方法，都須穩定且適中的使力身體方面按摩的好處。

(4) 3. 呼吸系統的作用是 (1) 增進食物吸收 (2) 排泄廢物 (3) 促進血液走向 (4) 增加身體裡的氧氣。

(1) 4. 消化系統的作用是 (1) 增進食物吸收、腸胃蠕動、排泄廢物 (2) 增加身體裡的氧氣 (3) 促進血液走向 (4) 排泄廢物。

(3) 5. 神經系統的作用是 (1) 促進骨骼節的強壯 (2) 促進上皮節的成熟 (3) 促進神經系統的成熟及感覺統合 (4) 促進淋巴結作用。

(2) 6. 循環系統的作用是 (1) 循環腦神經 (2) 增進血液、淋巴液的循環 (3) 循環皮膚彈性 (4) 循環脊髓液 的本體感受器。

(2) 7. 免疫系統的作用是 (1) 防禦心臟系統與血液流動 (2) 防禦抗病毒與修護系統 (3) 防禦腦神經系統 (4) 防禦骨骼與脊隨神經系統。

(1) 8. 身高的變化可以觀察嬰幼兒的 (1) 骨骼發育 (2) 心臟的發育 (3) 頭腦的發育 (4) 以上皆是。

(1) 9. 嬰幼兒按摩在技能方面何者為非 (1) 幫助寶寶早日站立 (2) 觀察寶寶的能力：身體、表情等肢體語言 (3) 父母與嬰兒溝通的能力 (4) 增進父母養育寶寶的自信心。

(2) 10. 骨質中含有大量的 (1) 鐵 (2) 鈣 (3) 碘 (4) 鉀。

(2) 11. 人體的主要支架是 (1) 鎖骨 (2) 股骨 (2) 骨盆 (4) 脊柱。

(4) 12. 95% 的足月新生兒體重(1) 在 1.5～3.0 公斤 (2) 在 2.0～3.0 公斤 (2) 在 2.5～3.0 公斤 (4) 在 2.5～4.0 公斤。而男嬰平均體重會比女嬰來得重一些。

(4) 13. 新生兒體重通常嬰兒滿月的體重比出生時多 (1)4公斤 (2) 3公斤 (3) 2公斤 (4) 1公斤

(4) 14. 新生兒體重4個月大時為出生時的 (1) 五倍 (2) 四倍 (3) 三倍 (4) 兩倍

(1) 15. 新生兒體重滿1歲則為出生時的 (1) 三倍 (2) 四倍 (3) 五倍 (4) 兩倍

(1) 16. 常見於骨骼的關節面是 (1) 透明軟骨 (2) 纖維軟骨 (3) 彈性軟骨 (4) 黃色軟骨。

(1) 17. 嬰幼兒按摩何時不宜按摩 (1) 注射疫苗後2天內勿按摩 (2) 睡覺前不宜按摩 (3) 與進食時間錯開：最好進食後1-2小時不宜按摩 (4) 疲倦想睡覺時不宜按摩。

(2) 18. 新生兒體重約兩歲約 (1)10公斤 (2)12公斤 (3)13公斤 (4)14公斤。

(1) 19. 新生兒體重2歲後大約每年增加 (1)2~3公斤 (2) 0.5~2公斤 (3) 0.5~1公斤 (4) 5~10公斤。

(1) 20. 皮脂腺分布最多的地方，是在 (1) 面部和頭部 (2) 手掌和腳底 (3) 大腿和小腿 (4) 胸腹部。

■Please write the correct answer 問答題 40%

（一）Please briefly describe how parent-child interactions use essential oils? 10%

請簡述親子互動如何使用精油的方法？

ANS：

（二）According to Scammon, the development process of the human body is divided into? 10%

請簡述依據 Scammon 對人體發展過程的分類並說明舉例？

ANS：

（三）Briefly describe how to test massage oil before the massage is not allergic to children? 10%

請簡述在按摩前如何測試按摩油對幼兒是否會造成過敏的方法？

ANS：

（四）Why do you want to help young children with a massaging massage and explain the best age for a massage?10%

為何要幫助幼童施以成長按摩？並說明施以成長按摩的最適合年齡？

ANS：

■Choose the correct answer. (60%) 選擇題（每題 3 分共 60 分）

(3) 1. 嬰幼兒按摩按壓手法，局部施壓時，應 (1) 弱而短暫的按壓 (2) 強而短暫的按壓法 (3) 弱強弱而持續性的按壓 (4) 隨性的 按壓。

(1) 2. 用手掌臍部畫圓式於腹部，可以促進 (1) 腸胃蠕動 (2) 心臟跳動 (3) 肺臟功能 (4) 胰臟分泌。

(2) 3. 踝關節急性扭傷時，應先如何處理 (1) 熱敷 (2) 冰敷 (3) 按摩 (4) 運動。

(1) 4. 頭圍的變化是 (1) 聰明的指標 (2) 成人的指標 (3) 五官的健康基礎 (4) 可觀察幼兒的腦部健康基礎。

(1) 5. 成長痛時對增進肌肉的收縮能力，效果最好的手法是 (1) 運動法 (2) 輕擦法 (3) 震顫法 (4) 扣打法。

(2) 6. 通常在按摩之後，短時間內，血液中的何種物質會大量增加 (1) 白血球 (2) 紅血球 (3) 血小板 (4) 水分。

(1) 7. 身高的變化一般而言，95% 的足月新生兒身高在 (1)45 至 55 公分之間 (2) 20 至 30 公分之間 (3) 30 至 35 公分之間 (4) 15 至 30 公分之間。

(3) 8. 頭圍的變化，在幾歲時的腦容量已達成人大小？(1) 1 歲 (2) 2 歲 (3) 3 歲 (4) 4 歲。

(2) 9. 第 7 個月起到 1 歲，每個月平均長 1.3 公分 (1)3 公分 (2)1.3 公分 (3)10 公分 (4) 手心和腳底 13 公分。

(4) 10. 身高的變化整體而言滿一歲約爲出生的 (1)5 倍 (2)10 倍 (3)3 倍 (4)1.5 倍。

(1) 11. 成長按摩中施按壓法時，所用的力量應 (1) 慢慢的增強，再慢慢的減弱 (2) 慢慢的增強，再快快的減弱 (3) 快快的增強，再慢慢的減弱 (4) 隨性的增強，再隨性的減弱。

(2) 12. 成長按摩施拇指壓或手掌壓時 (1) 只能用雙手操作 (2) 單手及雙手操作皆可 (3) 只能用單手操作 (4) 一手施拇指壓，另一手施手掌壓。

(4) 13. 成長按摩施以幼童的關節部位，適合使用 (1) 輕壓法 (2) 重壓法 (3) 壓迫法 (4) 運動法。

(2) 14. 嬰幼兒按摩何者非腳底手法 (1) 點按式分推式 (2) 碰碰膝 (3) 推擠式 (4) 揉拉式。

(4) 15. 成長痛時能消解局部的感覺遲鈍和麻木的手法是 (1) 適度的拍擊 (2) 適度的運動 (3) 適度的輕擦摩 (4) 適度的震顫。

(1) 16. 頭圍的變化足月的新生兒頭圍 (1) 約 33～35 公分 (2) 約 13～15 公分 (3) 約 30～50 公分 (4) 約 15～20 公分。

(1) 17. 頭圍的變化 2 歲前，嬰幼兒的 (1) 腦神經在發展 (2) 眼神經在發展 (3) 鼻神經在發展 (4) 性向在發展，但以第一年的成長速度最快。

(3) 18. 按壓法又叫做身高的變化一般而言出生起到滿 6 個月，平均每個月會長 5 公分 (1) 1.5 公分 (2) 0.5 公分 (3) 2.5 公分 (4) 10 公分

(1) 19. 成長按摩的絕對禁忌症是 (1) 感冒時 (2) 消化不良時 (3) 肌肉疲勞時 (4) 頭痛時。

(4) 20. 按摩的機械效應和者不正確 (1) 鬆動粘黏部分的組織 (2) 藉由搓、揉、擠、壓能將肌肉及結締組織粘黏 (3) 纖維化的部分鬆脫 (4) 讓靜脈曲張得到改善。

■Please write the correct answer 問答題 40%

（一）Please briefly describe the changes in body weight during the development of the body? 10%

請簡述嬰幼兒身體發展中，體重的變化？

ANS：

（二）The essential oils used on the skin need to be diluted for safe use. Please explain the easy method of the dilution method.10％

使用於皮膚上的精油都需要稀釋使用才是安全的標準用量，請說明稀釋法的簡易方法？

ANS：

（三）The respiratory system is mainly composed of nasal cavity, pharynx, larynx, trachea, bronchus and lungs. In fants and young children are not as mature as adults due to organ development. Are there the following characteristics and explanations? 10％

呼吸系統，主要由鼻腔、咽、喉、氣管與支氣管、肺部所組成，嬰幼兒因器官發展尚不如成人般成熟，其特徵並說明？

ANS：

（四）Why do children need a massage? The main benefits of baby massage? 10％

為什麼孩子需要按摩？嬰兒按摩的主要好處？

ANS：

（五）2019 年學科測驗題目

■Choose the correct answer.（60%）選擇題（每題 3 分共 60 分）

(2) 1. 何者爲非嬰幼兒按摩腿部的手法 (1) 親撫式 (2) 揉按式 (3) 擠壓旋轉式 (4) 握擠式之按摩。

(3) 2. 嬰幼兒按摩按壓手法，局部施壓時，應 (1) 弱而短暫的按壓 (2) 強而短暫的按壓法 (3) 弱強弱而持續性的按壓 (4) 隨性的按壓。

(1) 3. 用手掌臍部畫圓式於腹部，可以促進 (1) 腸胃蠕動 (2) 心臟跳動 (3) 肺臟功能 (4) 胰臟分泌。

(2) 4. 踝關節急性扭傷時，應先如何處理 (1) 熱敷 (2) 冰敷 (3) 按摩 (4) 運動。

(1) 5. 在成長按摩時能消解局部的感覺遲鈍和麻木的手法是 (1) 適度的拍擊 (2) 適度的運動 (3) 適度的輕擦摩 (4) 適度的震顫。

(1) 6. 成長按摩中對增進肌肉的收縮能力，效果最好的手法是 (1) 運動法 (2) 輕擦法 (3) 震顫法 (4) 扣打法。

(2) 7. 嬰幼兒按摩臉部按摩何者爲非 (1) 親笑式 (2) 來回摩擦式 (3) 眉心安撫分推式 (4) 額頭安撫分推式。

(2) 8. 通常在全身按摩之後，因血液循環增快，而產生下列何種影響 (1) 增加心臟的負擔 (2) 減輕心臟的負擔 (3) 增加肺臟的負擔 (4) 身體沒有任何影響。

(3) 9. 成長按摩中按壓法又叫做 (1) 輕壓法 (2) 重壓法 (3) 指壓法 (4) 強壓法。

(1) 10. 成長按摩兩指腹輕擦法，主要的按摩部位在 (1) 臀部與腿 (2) 手指和腳趾 (3) 手背和腳背 (4) 手心和腳底。

(1) 11. 成長按摩的按壓法通常用在 (1) 臀部 (2) 腰部 (3) 背部 (4) 頭部。

(1) 12. 施按壓迫法時，所用的力量應 (1) 慢慢的增強，再慢慢的減弱 (2) 慢慢的增強，再快快的減弱 (3) 快快的增強，再慢慢的減弱 (4) 隨性的增強，再隨性的減弱。

(2) 13. 成長按摩施拇指壓或手掌壓時 (1) 只能用雙手操作 (2) 單手及雙手操作皆可 (3) 只能用單手操作 (4) 一手施拇指壓，另一手施手掌壓。

(4) 14. 成長按摩施關節運動適合用 (1) 輕壓法 (2) 重壓法 (3) 壓迫法 (4) 運動法。

(2) 15. 嬰幼兒按摩何者非腳底手法 (1) 點按式分推式 (2) 碰碰膝 (3) 推擠式 (4) 揉拉式。

(4) 16. 皮膚測試何者正確？

(1) 使用前先在寶寶背部以安撫法輕輕按摩五分鐘觀察是否有紅色疙瘩，持續 1 ～ 2 小時，表示對這種油過敏。

(2) 使用前先在寶寶腹部以安撫法輕輕按摩五分鐘觀察是否有紅色疙瘩，持續 1 ～ 2 小時，表示對這種油過敏。

(3) 使用前先在寶寶手部內側細嫩處以安撫法輕輕按摩五分鐘觀察是否有紅色疙瘩，持續 1 ～ 2 小時，表示對這種油過敏。

(4) 使用前先在寶寶一小塊皮膚上抹一小滴油，30 分鐘後若該處出現紅色疙瘩，持續 1 ～ 2 小時，表示對這種油過敏。

(1) 17. 成長按摩中掌心輕搥體表的手法是 (1) 掌拍法 (2) 捶法 (3) 搖法 (4) 掌切法。

(2) 18. 嬰幼兒的臉部按摩何者是非 (1) 親笑式 (2) 來回摩擦式 (3) 眉心安撫分推式 (4) 額頭安撫分推式

(4) 19. 成長按摩中掌拍法多施行在背部、四肢和 (1) 頸部 (2) 肩部 (3) 腰部 (4) 腿臀部。

(1) 20. 按摩的絕對禁忌症是 (1) 靜脈血栓及血管瘤部位 (2) 消化不良 (3) 肌肉疲勞 (4) 頭痛時　忌按摩。

■Please write the correct answer 問答題 40%

（一）Infant massage is a kind of health care method for
　　　applying massage to newborn babies. Please describe
　　　the origin of baby growth massage. 10%

　　嬰幼兒按摩（Infant massage），是一種對初生嬰兒施以輕撫按摩的保
健手法，請簡述嬰兒成長按摩的起源？

　　ANS：

（二）In children over the age of 6 years, the construction of
　　　the immune system has matured. The use of essential oils
　　　is safe and effective. What oils are recommended to help
　　　immunize against viruses and bacteria? 10%

　　6歲以上時期的兒童，免疫系統的建構已趨於成熟，使用精油是安全有
效的，幫助免疫力預防感染病毒與細菌，建議可使用那些精油？

　　ANS：

（三） Medically, there are several original reflex actions that can be used as an observation of the development of the nervous system in infants and young children. 10%

醫學上，有幾項原始反射動作可作爲觀察嬰幼兒神經系統發展狀況，請說明其中兩樣並說明舉例

ANS：

（四） Please brief describe the changes in the head circumference of the development of the living body? 10%

嬰兒在 6 個月以後的動作，逐漸轉變爲自我意識的行爲嬰幼兒的大腦對於肌肉動作的控制能力爲何？

ANS：

國家圖書館出版品預行編目（CIP）資料

嬰幼兒成長按摩與芳療應用 / 施珮緹，邱娓慧著. --
初版. -- 新北市 : 全華圖書, 民108.08
　　面 ；　　公分
ISBN 978-986-503-167-1(平裝)

1.芳香療法 2.香精油 3.按摩

418.995　　　　　　　　　　　108010053

嬰幼兒成長按摩與芳療應用

作　　　者　施珮緹‧邱娓慧

發　行　人　陳本源

執行編輯　王博昶

封面設計　王博昶

出　版　者　全華圖書股份有限公司

郵政帳號　0100836-1號

印　刷　者　宏懋打字印刷股份有限公司

圖書編號　10501

初版一刷　2019 年 8 月

定　　　價　新臺幣 500 元

I S B N　978-986-503-167-1(平裝)

全華圖書　www.chwa.com.tw

全華網路書店 Open Tech　www.opentech.com.tw

若您對書籍內容、排版印刷有任何問題，歡迎來信指導book@chwa.com.tw

臺北總公司（北區營業處）
地址：23671 新北市土城區忠義路21號
電話：(02) 2262-5666
傳真：(02) 6637-3695、6637-3696

南區營業處
地址：80769高雄市三民區應安街12號
電話：(07) 381-1377
傳真：(07) 862-5562

中區營業處
地址：40256 臺中市南區樹義一巷26號
電話：(04) 2261-8485
傳真：(04) 3600-9806